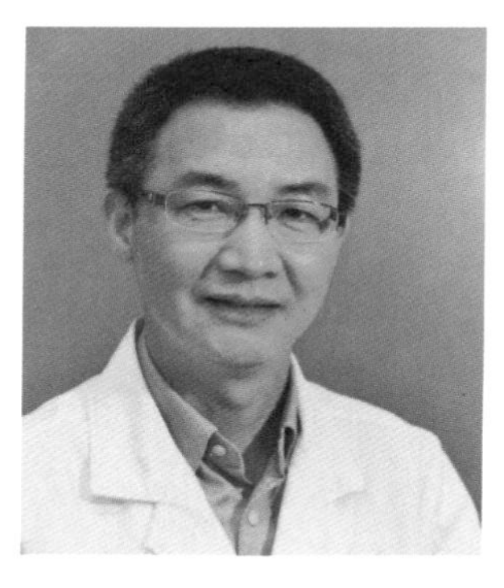

吕朝晖，医学博士，主任医师，教授，博士研究生导师。

解放军总医院第一医学中心内分泌科副主任，中华医学会内分泌学分会第十一届常委及高尿酸学组组长，北京市医学会内分泌学分会第九届副主委，《中华内分泌代谢杂志》第七届和《中华内科杂志》第十一届编委。

主要从事内分泌及代谢疾病包括原发性高尿酸血症和痛风的基础及临床研究。曾获山东省科学技术奖二等奖 1 项和海南省科技进步奖二等奖 2 项，主编《系统内分泌学 – 肾脏内分泌学分册》，解放军总医院《内分泌代谢病临床经典案例》副主编。

近年来以第一或通信作者发表痛风相关 SCI 论文近 30 篇。

终结痛风

李长贵　吕朝晖　主编

清华大学出版社
北　京

图书在版编目（CIP）数据

终结痛风 / 李长贵，吕朝晖主编.— 北京:清华大学出版社，2022.6
ISBN 978-7-302-60744-1

Ⅰ.①终… Ⅱ.①李… ②吕… Ⅲ.①痛风—防治—普及读物 Ⅳ.①R589.7-49

中国版本图书馆CIP数据核字（2022）第075933号

责任编辑：刘 杨
封面设计：何凤霞
责任校对：欧 洋
责任印制：丛怀宇

出版发行：清华大学出版社
网 址：http://www.tup.com.cn, http://www.wqbook.com
地 址：北京清华大学学研大厦A座 邮 编：100084
社 总 机：010-83470000 邮 购：010-62786544
投稿与读者服务：010-62776969, c-service@tup.tsinghua.edu.cn
质量反馈：010-62772015, zhiliang@tup.tsinghua.edu.cn
印 装 者：小森印刷（北京）有限公司
经 销：全国新华书店
开 本：145mm×210mm 印 张：6.875 字 数：164千字
版 次：2022年6月第1版 印 次：2022年6月第1次印刷
定 价：85.00元

产品编号：093872-01

编　委　会

主　编：李长贵　吕朝晖

副主编：（以姓氏笔画为序）

马利丹　刘　萍　苏本利　常向云

编著者：（以姓氏笔画为序）

马利丹　王　清　丛　丽　兰丽珍　成志锋　吕朝晖

朱　筠　朱凌云　刘　佳　刘　振　刘　萍　刘立朝

刘建萍　安振梅　孙　辽　孙明姝　孙瑞霞　苏本利

李　卓　李　焱　李长贵　李国菊　李培杰　李裕明

邱　琳　张　红　陈　康　陈　颖　陈海冰　邵加庆

孟栋栋　段　军　侯军峰　姜秀云　姚勇利　袁　涛

徐浣白　殷　汉　常向云　崔　岱　崔景秋　阎德文

梁泽容　梁继兴　谢　超　滕晓春　魏　枫

参编人员：

冯文文　许金梅　时　鹤　胡婉钰　赵青松　梁　楠

路　杰　蔡金霖

前 言

痛风（gout）是一种古老的疾病。早在公元前 5 世纪，该病首次被“西医之父”希波克拉底（公元前 460 年—前 370 年）在其所著的《希波克拉底全集》中进行了描述。1683 年，痛风首次被英国“医学之父”托马斯·赛登哈姆（1624 年—1689 年）进行了系统详细阐述。因为托马斯·赛登哈姆本人就是痛风患者，对痛风有切身体验。由于该病好发于帝王将相和达官显贵如帝王亚历山大、忽必烈，著名科学家牛顿、达尔文均为痛风患者，故该病素有“富贵病”之称。

近年来，随着我国经济的迅猛发展，人民的生活水平得到了极大提高，饮食结构也发生了巨大变化，表现为酒类、海产品、肉类及动物内脏的摄人量急剧增加，使得昔日的“帝王病”已成为普通百姓的常见病。有关资料显示，目前我国痛风患病率已达 1%~3%，患病人数已超过 1700 万，并明显呈年轻化趋势。山东省痛风病临床医学中心的资料显示，我国痛风患者平均发病年龄不到 40 岁，30 岁以下发病患者占痛风门诊病人的 1/3。尤其值得注意的是，近年来我国青少年男性高尿酸血症的患病率已高达 42.3%，明显高于成年男性的 19.4%，已成为我国痛风患病率持续攀升并呈明显年轻化趋势的重要佐证。

痛风是慢性全身性疾病。该病不但累及关节，导致关节畸形，而且常累及肾脏导致急慢性肾衰，已成为尿毒症的第六大病因。此外该病与现代流行病高血压、高血糖、高血脂即通常所说的“三高”也密切关联，已成为“三高”发生、发展的重要危险因素。近年来研究发现，男性高尿酸血症患者睾酮水平明显低下，阳痿发病率明显升高。妊娠女性高尿酸血症患者，胎儿宫内发育迟缓，婴儿出生后颅内出血发生率明显升高。

痛风从罕见病到少见病经历了几个世纪，但该病从少见病到常见病仅仅不到20年时间。面对这一突如其来的新生常见病，广大患者及其家属，乃至医务工作者由于缺乏足够的知识储备，在应对该病时显得力不从心，有时甚至难以招架。以至于在本病的预防、诊断和治疗等方面存在着许多的误区和盲区。例如，许多患者认为治疗痛风的药物对肝肾毒性大，能不吃尽量不吃。殊不知，与疾病本身对机体的损伤相比，药物的副作用是“小巫见大巫”。痛风本身对机体的损伤要远甚于药物的副作用。古人云“两害相权取其轻”而许多患者在面临选择时，多因惧怕药物的副作用或长期用药的不便，往往选择放弃或间断放弃药物治疗，任凭痛风对机体的侵害。这种极不明智的选择，会最终导致严重的不可逆转的后果发生。还有许多患者，由于缺乏对痛风基本知识的了解，认为痛风就是关节疼痛，血尿酸再高，只要关节不疼，就不去管它。其实关节的疼痛仅仅是机体对体内尿酸水平异常升高的预警信号，提醒患者要及时求医问药，使机体恢复常态。从预防严重并发症的角度来说，对机体是有利的。有些患者血尿酸水平很高，但因关节不疼而感到庆幸，这显然是错误的。恰恰因为单纯高尿酸血症患者无任何临床不适，使该病易漏诊；即使得以发现，多数患者也不重视，而大量证据显示，长期高尿酸血症可导致肾脏慢性损伤，最终导致尿毒症等严重并发症的发生，因此在患者教育中，我们多次强调“关节事小，肾为重要”。希望广大患者朋友在今后的日子里更多的关注肾脏，关爱肾脏。

中华医学会内分泌学分会高尿酸学组成立于2016年，在各位领导的支持和参与下，开展了卓有成效的医师培训、科学研究和患者教育工作。患教内容涉及痛风认识误区、痛风的危害、痛风的合理治疗，痛风与饮食和痛风与运动等患者及家属较为关心的热点问题。讲座深入浅出，通俗易懂，有的放矢，切中要害，深受广大痛风患者的喜爱。会后，许多患者和家属纷纷索要讲课资料，并要求中心将讲座内容汇编成册，以便于学习、查阅和全面掌握。考虑到患者的需求及目前我国痛风的防治现状，中华医学会内分泌学分会高尿酸学组组织专家们查阅了大量国内外相关文献，走访了国内众多痛风预防和治疗方面的专家，对授课中提到的观点和展示的数据进行了反复的斟酌和校对，并结合自己的临床实践和科研成果，编写了本书。本书从立意到完稿历经近 2 年的时间，在编写过程中编者力求通俗易懂，图文并茂，希望本书能真正成为广大痛风患者的良师益友。

本书大部分实验数据和研究结论在科技部、国家自然科学基金委员会、山东省科技厅和青岛市科技局重点项目经费支持下获得，数据真实、可信，结论科学、可靠。本书涉及痛风的基本知识、认识误区、危害、治疗、饮食和运动等患者和许多医务工作者广泛关注的问题，由于编者受临床经验和学识之所限，本书难免存在遗漏和不足之处，恳请读者提出宝贵意见，也期待杏坛同仁不吝赐教，以期再版之时予以补正。

李长贵　吕朝晖

2022 年 5 月

目 录

引　言

在西方历史上，痛风好发于帝王家族和达官显贵，因此也被称为“帝王病”或“贵族病”。例如，圣罗马皇帝查尔斯五世、其子西班牙国王菲利普二世都患有痛风。仅 13 世纪的法国，就有路易七世和路易十六世等十几位国王罹患痛风。另外，哲学家弗朗西斯·培根（Francis Bacon）、生物学家查尔斯·罗伯特·达尔文（Charles Robert Darwin）、宗教改革家马丁·路德（Martin Luther）、物理学家艾萨克·牛顿（Isaac Newton）、科学家本杰明·富兰克林（Benjamin Franklin）等诸多世界名人也都是痛风患者。

以现代医学理论解释其原因，这可能与他们的饮食习惯、生活环境和家族遗传有关。长期且大量的高蛋白、高脂肪、高热量类食物的摄取，会使得他们尿酸的水平升高。由此可见，高尿酸血症与痛风关系密切。如今，随着生活水平的提高，痛风已逐渐成为平民百姓的常见病、多发病。

有人会觉得，尽管痛风起病急，甚至“风吹过都会痛”，但吃点儿药，熬一熬也就过去了。但是事实上，痛风虽不危及生命，但是由高尿酸血症引起的并发症会给身体带来多方面的损害，这是需要我们更加警惕的。可以说，痛风患者，几乎都有高尿酸血症，而高尿酸血症则是痛风的高危风险。因此，科学地、系统地了解高尿酸血症和痛风的相关知识，无论是对具有自我健康管理意识的朋友来说，还是对饱受痛风困扰的患者们来说，都是非常必要的。

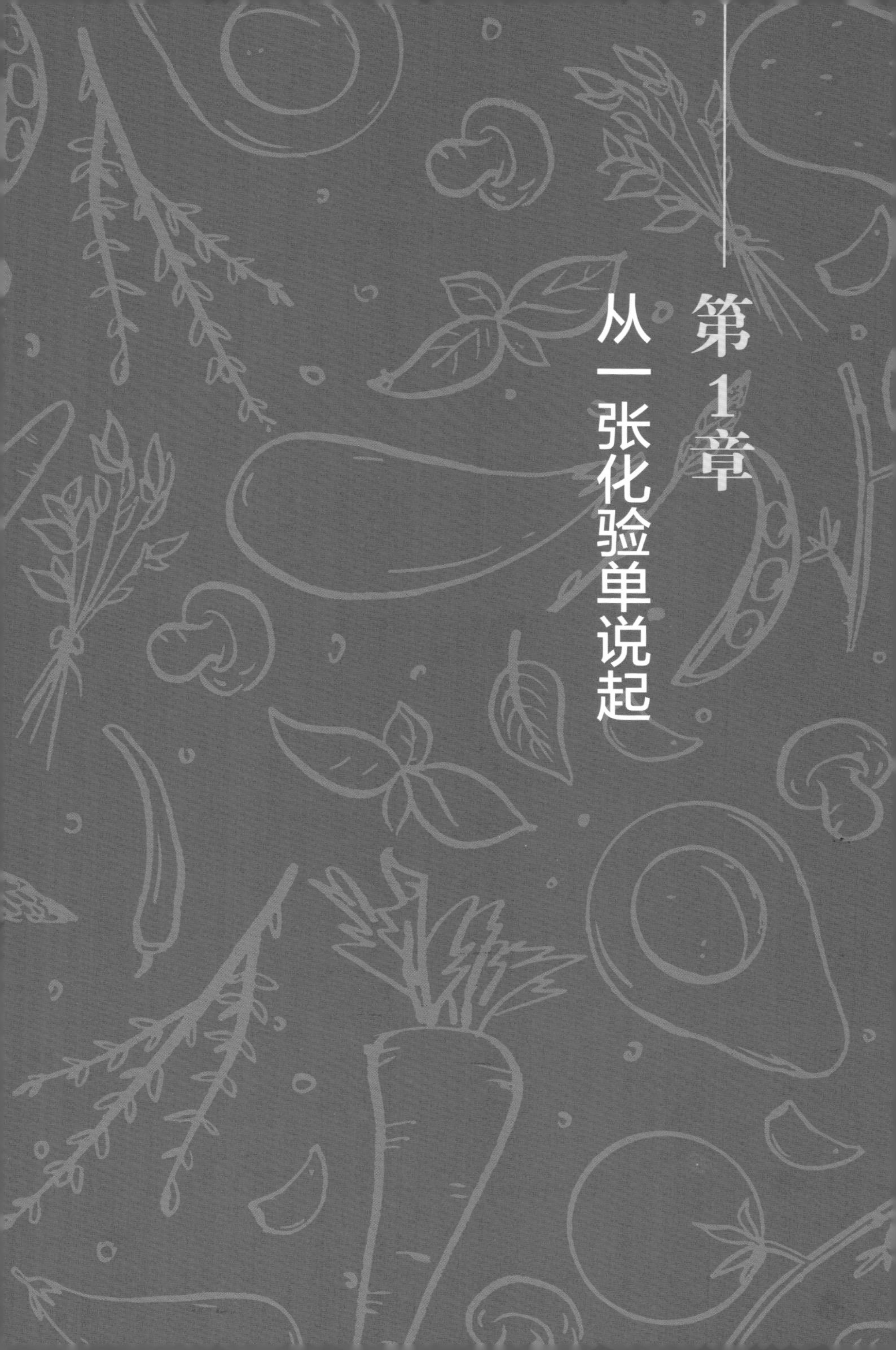

第1章 从一张化验单说起

人们对自身健康状况关注程度日益提高，体检已经成为发现亚健康状态和疾病的重要途径。健康体检的真正意义并不仅仅在于检测是否存在疾病，更是要觉察患病的风险，在充分了解自身健康状况的基础之上，及时调整生活方式，达到管理健康、防治未病的目的。

我们有很多患者之前并不了解痛风，往往是在一次常规的体检之后，才发现尿酸偏高，但身体并没感到任何不适。看着那些提示异常的检测指标，一下子就开始紧张。很多患者赶紧去了解尿酸升高代表什么，又到医院咨询医生："尿酸升高了，我该怎么办？"

谈尿酸必须先说嘌呤，我们体内都有嘌呤

嘌呤是尿酸的物质基础。我们日常所吃食物，动物性来源的肉鱼蛋奶，植物性来源的蔬菜水果，简单地说，就是只要有脱氧核糖核酸（DNA）和核糖核酸（RNA）的生物都含有嘌呤。

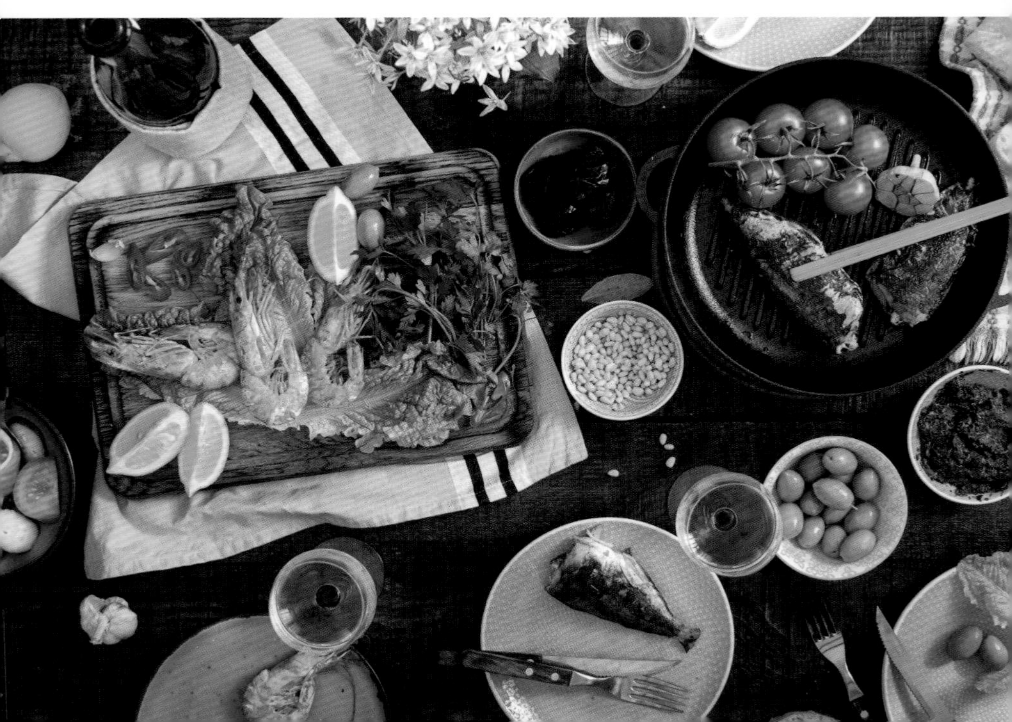

尿酸由嘌呤合成而来

嘌呤分为内源性嘌呤和外源性嘌呤。核酸氧化分解产生的嘌呤占 80% 左右，属于内源性嘌呤；从外部摄入含嘌呤的食物，占 20% 左右。嘌呤经胃肠道吸收后进入肝脏，在肝脏加工形成尿酸。尿酸平时在血液里运输，主要通过肾脏和肠道排出体外。尿酸在酸性环境（pH<5.65）中大多以尿酸的形式存在，而我们血液 pH 是 7.40 左右，在这样弱碱性环境中，尿酸主要以尿酸钠的形式存在。

尿酸不是绝对的“废物”

尿酸酶是代谢过程的一把“密钥”

我们人类、猩猩和长臂猿等灵长类动物，相比较其他哺乳动物，体内缺乏一种尿酸酶。尿酸酶的存在可以将尿酸继续氧化为尿囊素。尿囊素比尿酸的溶解度大很多，是一种高度水溶性物质，可以很容易经肾脏排出体外。因此，体内有尿酸酶的动物，尿酸就不再是嘌呤代谢的最终产物。人类和一些其他灵长类动物血尿酸浓度一般为 240~360 μmol/L，多数哺乳动物的血尿酸浓度在 30~120 μmol/L，多为 60 μmol/L 左右。

然而，非常不幸的是在人类、猩猩和长臂猿等灵长类动物的进化过程中，表达尿酸酶的基因发生了突变，导致尿酸酶基因失活，尿酸就此成为人类和少数灵长类动物嘌呤代谢的最终产物。

是尿酸帮助人类“站起来”

大家一定会问，既然尿酸酶具有这么特异的功能，人类的祖先为什么在漫长的进化过程中却选择丢掉“尿酸酶”，留下尿酸这个现在看上去“不好”的东西呢?

其实，以前尿酸一直被认为是一种彻头彻尾的代谢废物。随着科学的进步和人类对自然界的不断探索，现在的尿酸已成功洗去了“彻头彻尾的代谢废物”这个莫须有的罪名！

尿酸酶基因失活是人类进化的选择。目前最可信的解释是，远古时期人类祖先居住在亚热带森林，主要以水果为食，通过食物获得的盐分非常低，在此期间我们的祖先经历了很长一段时间的“低血压”——尤其是在逐渐过渡到直立行走的进化过程中——那时的低血压就如同我们现代人的高血压一样，也是病。

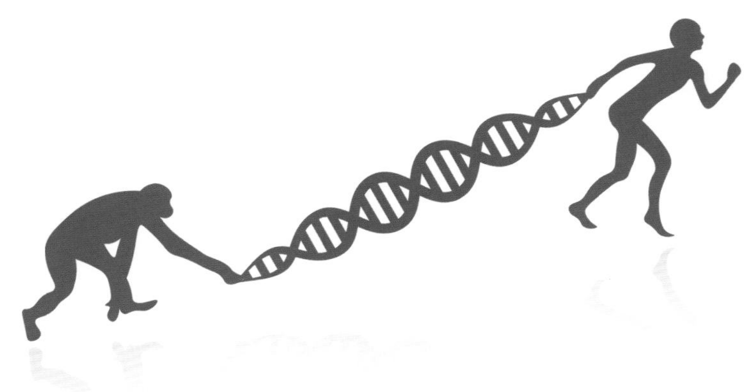

此时，如果某个基因突变所带来的变化可以改善“低血压”状态，那么这就会成为“进化选择”，突变就成了优势突变被保留下来。

尿酸酶基因突变，使尿酸保持于一个较高的水平，这种尿酸水平的变化能够帮助人类祖先维持较高的血压水平，帮助他们在低盐环境中维持身体直立血压，促进其直立行走能力的进化。可以说，正是有了尿酸水平升高的帮助，人类才逐步“站了起来”。

尿酸水平升高有利于人类存储脂肪

研究表明，始新世后期，全球气候逐渐变冷，人类祖先可获得的果实性食物逐渐减少。此时，尿酸酶的失活使得其体内尿酸水平升高，促进由果实中获得的果糖在肝脏中转化成脂肪并储存下来，有助于他们度过地球寒冷的食物匮乏期。这在食物匮乏的远古时代，显得尤为重要。

对抗氧化应激，清除氧自由基

尿酸作为一种天然的抗氧化剂，其抗氧化作用，有点类似维生素 C，两者都是水溶性的。人体自身是无法合成维生素 C 的，必须通过食物摄取；但尿酸主要靠人体的自身代谢产生，是人体内含量最大的水溶性抗氧化剂，是人体抗氧化防御系统的一分子，可以清除人体内 2/3 的自由基。

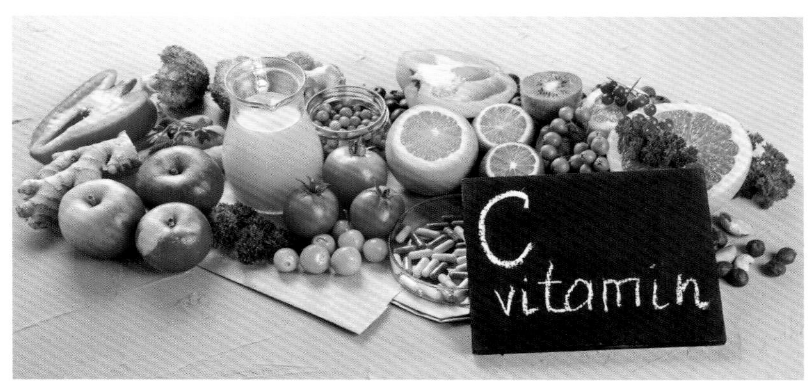

说起自由基，人类在其生命过程中需要不断地进行氧化还原反应。进入人体的氧，95% 以上通过氧化食物转化为能量，而自身还原为水；剩余不到 5% 的氧，则还原为自由基和活性氧。自由基和活性氧对人体既是必需的，同时又表现出毒性效应，人类许多慢性疾病的发生，在很大程度上继发于自由基和活性氧的氧化损伤，比如肿瘤、心脑血管病、阿尔茨海默病等。

一般情况下，人体可以保持自由基生成与清除的平衡状态，但随着年龄的增长，清除能力下降，不能及时而有效地清除机体正常代谢所生成的自由基和活性氧，同时人体所接触的有害环境因素和不良生活方式又会加速自由基和活性氧的生成，进而加剧了氧化损伤。

临床研究还发现，在一些慢性神经退行性疾病中，血尿酸也是作为抗氧化剂及大脑保护物质存在的。比如，多发性硬化患者尿酸水平较正常人偏低，在疾病活动期尿酸水平更低；帕金森病患者尿酸水平偏低，提高尿酸水平可降低帕金森病患病率，并延缓认知功能损害的出现和进展；阿尔茨海默病也有类似的临床特点。

尿酸是人“聪明”的表现

高尿酸水平与高智商相关。尿酸与咖啡因的化学结构类似，有研究认为尿酸可刺激大脑皮层的应激反应，推测尿酸氧化酶基因失活与古灵长类智力进化有关。相关数据表明，超高智力的人群中，痛风的发病率为 1.8%，高于同期、同地区普通人群 1.5% 的发病率。物理学家牛顿也曾饱受痛风之痛。

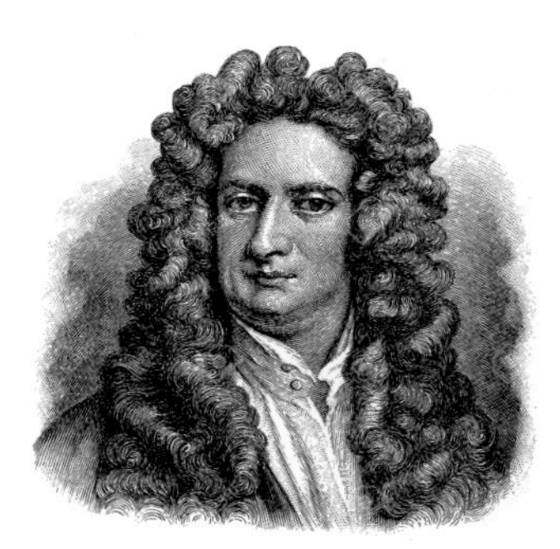

尿酸并非越低越好

前面已经说过，过高的尿酸水平的确会引发许多疾病。但是，我们也要科学地对待某些视尿酸为“洪水猛兽”的思想，尿酸并非越低越好。对于痛风患者而言，治疗目标的下限是血尿酸不宜低于 180 μmol/L；对于普通大众人群而言，血尿酸低于 120 μmol/L 称为低尿酸血症，是一种病理状态。过低的尿酸，会增加肿瘤、阿尔茨海默病、帕金森病等疾病的发病率。

另外，高尿酸对骨代谢起到保护作用，可以增强骨量，还可以降低椎骨骨折的发生率。因此，我们在痛风或高尿酸血症治疗中，应将尿酸维持在合理、稳定的范围，以发挥它对人类健康积极的一面。

痛风小课堂

人体缺乏尿酸会怎样呢？

我们知道，尿酸是把双刃剑，过高或过低的血尿酸水平对人体均不利。如果人体缺乏尿酸，就会出现人体的血压较难维持、抗氧化应激能力变差、智商水平下降等状况，同时，肿瘤、神经系统病性变的发病率也会增加。

以急性脑梗死发病时为例，机体处于应激状态，氧化应激加重，对脑组织造成进一步的损害，此时人体会代偿性地升高尿酸水平，以清除自由基、减轻氧化应激损伤，并且通过保护血管内皮功能，保护脑细胞，起到神经保护作用。所以，我们在临床上发现，脑梗死发病时，高血尿酸水平患者的脑损伤程度要轻于尿酸水平偏低的人，之后神经功能地恢复也会更好，而且对于能及时溶栓治疗的急性脑梗死患者，各方面地恢复也要优于尿酸水平偏低的患者。

也有部分研究发现，血尿酸水平低的人群容易出现神经系统退行性病变，如老年痴呆症、帕金森病等。对于合并这些疾病或危险因素的人群，血尿酸水平不宜过低。

同时也有研究提示血尿酸水平和心血管疾病之间呈 U 形关联，血尿酸水平过高与过低均不利于心血管疾病治疗，较低的血清尿酸水平与较高的心血管疾病死亡率也有关。

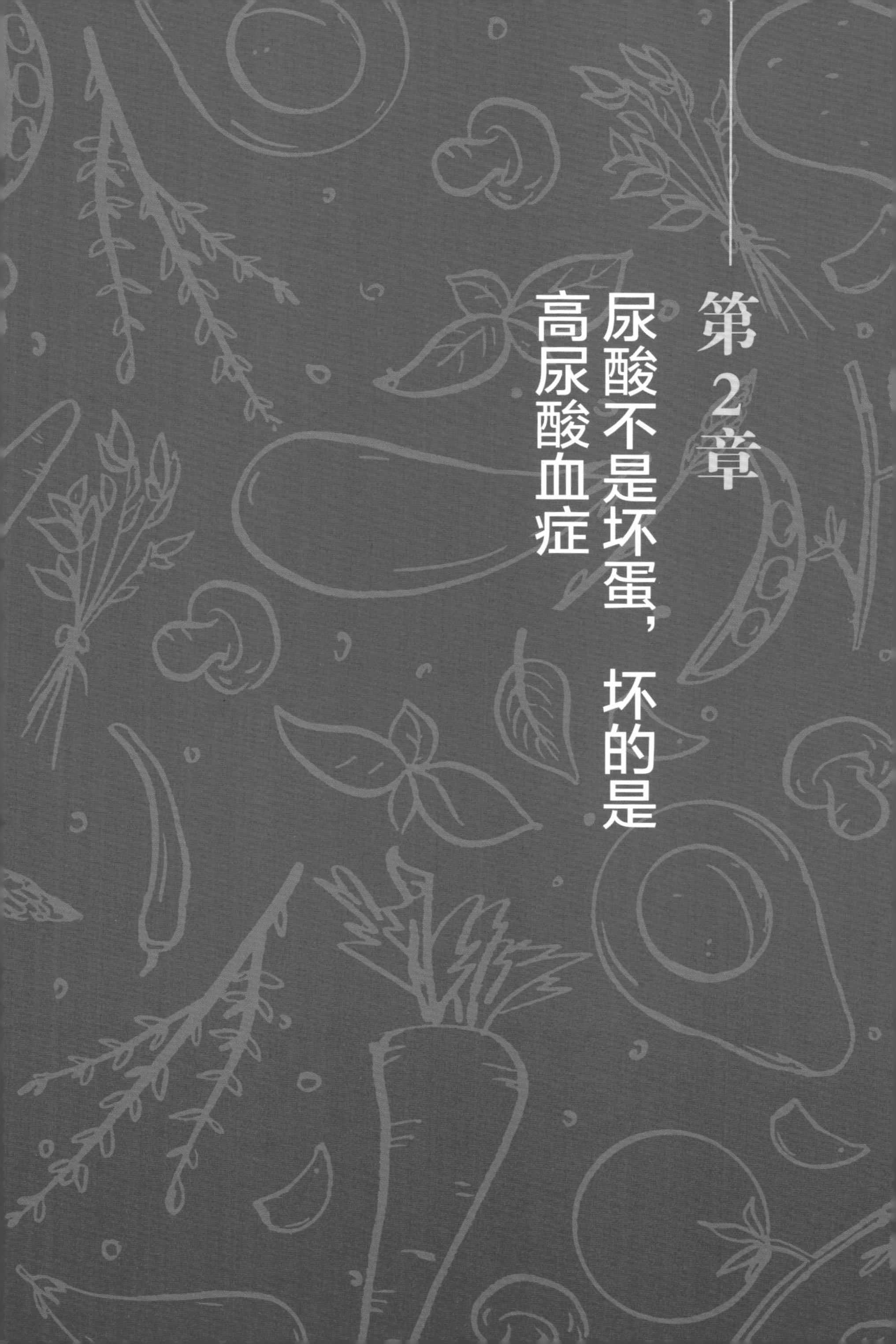

第2章

尿酸不是坏蛋，坏的是高尿酸血症

我们早已告别了食物匮乏的年代，爆炸式的食物能量增长令我们的身体无暇适应。高尿酸血症会对身体产生系列的危害。当血液中的尿酸水平过高时，尿酸盐结晶形成并沉积在关节，引发痛风性关节炎和关节变形，沉积在肾脏则会形成痛风性肾病，导致尿毒症；尿酸盐结晶还会刺激血管壁，导致动脉粥样硬化，增加肥胖、高血压、高血糖等代谢综合征的患病风险，增加冠心病、脑卒中等心脑血管疾病的患病风险，进而降低患者预期寿命。

高尿酸血症的形成

正常情况下，人体内的尿酸大约有 1200 mg，每天新生成约 600 mg，同时排泄约 600 mg。尿酸排泄分两个渠道：约 1/3 通过肠道排泄，约 2/3 通过肾脏排泄，人体内尿酸的合成和代谢是平衡的。

但是，当人体内的嘌呤代谢发生紊乱，其代谢产物尿酸的合成增加或排出减少，接下来就会引起血尿酸的升高，造成高尿酸血症甚至诱发痛风。从检测指标上看，当血尿酸水平高于 420 μmol/L 时可称为高尿酸血症。

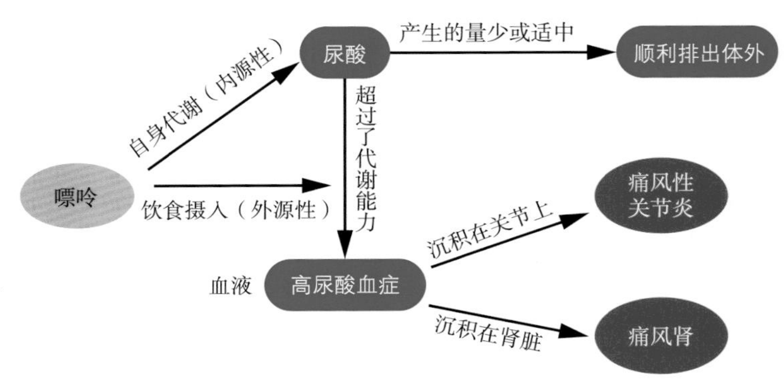

为什么会患上高尿酸血症

你有可能成为“小酸人”吗？

年龄

老年人（年龄≥65 岁）无论男性还是女性均是高尿酸血症与痛风的高危人群。

家族史

一级亲属中有高尿酸血症或痛风家族史。研究发现，父母患有高尿酸血症，子女发病率明显升高而且病情更加严重。

肥胖

超重（身体质量指数[①] 介于 24~28）和肥胖（体重指数≥28）人群均是高尿酸血症与痛风高危人群。体重指数越大，高尿酸与痛风发病风险越高。

引起尿酸上升的原因

静坐多，运动不足

运动有利于控制体重，降低尿酸。超重和肥胖者减重后血尿酸水平会明显降低。

经常进食高嘌呤饮食或高脂饮食

高嘌呤饮食包括肉类、海鲜、动物内脏、浓的肉汤、啤酒等。食物中的嘌呤在人体内绝大部分会生成尿酸，最终排出体外，很少被身体利用，所以从食物中摄取嘌呤的量对人体尿酸水平影响比较大。

---

① 身体质量指数（Body Mass Index, BMI），是国际上常用的衡量人体胖瘦程度以及是否健康的一个标准。计算公式为：BMI= 体重 / 身高^2（体重单位：kg，身高单位：m）。

长期大量饮酒

乙醇可促进尿酸形成并阻断尿酸通过肾脏排泄，进而导致人体内尿酸水平的升高。啤酒是唯一含有高嘌呤的酒精饮料，对血尿酸水平影响比红酒或者白酒更大。

疾病因素

高尿酸血症多与心血管及代谢性疾病伴发，相互作用，相互影响。因此应注意对这些患者进行血尿酸检测，及早发现高尿酸血症，例如，代谢异常性疾病患者（如糖耐量异常或糖尿病患者、超重或肥胖患者、血脂异常患者、非酒精性脂肪肝患者等）；心脑血管疾病患者（如高血压、冠心病、心力衰竭、脑卒中等）以及慢性肾脏病患者。

药物因素

一些药物也会引起血尿酸升高，可称为药源性高尿酸血症，属于继发性高尿酸血症。因为这些药物通过促进内源性尿酸生成和（或）减少排出影响了尿酸水平，而血尿酸浓度取决于尿酸生成和排出之间的平衡，其中任一方失衡，都会导致高尿酸血症的发生。

比如，细胞毒性药物、糖皮质激素等会引起尿酸生成增多；而利尿剂的使用，会减少尿酸的排出。一般情况下，药物引起的血尿酸高，可以通过多饮水促进尿酸排泄，必要时可以加用口服碳酸氢钠碱化尿液。如仍不能达标，需要根据具体情况选择换药或增加降尿酸药物。

大家看完可能会说，原来尿酸升高也有“吃错药”的原因啊。对于已有高尿酸血症和痛风的患者而言，应尽量避免可引起血尿酸升高的药物，选择其他对尿酸无影响或具有降尿酸效果的药物替代治疗。

高强度运动会使尿酸升高

运动有利于控制体重，降低尿酸。但是，在体内氧气不充足情

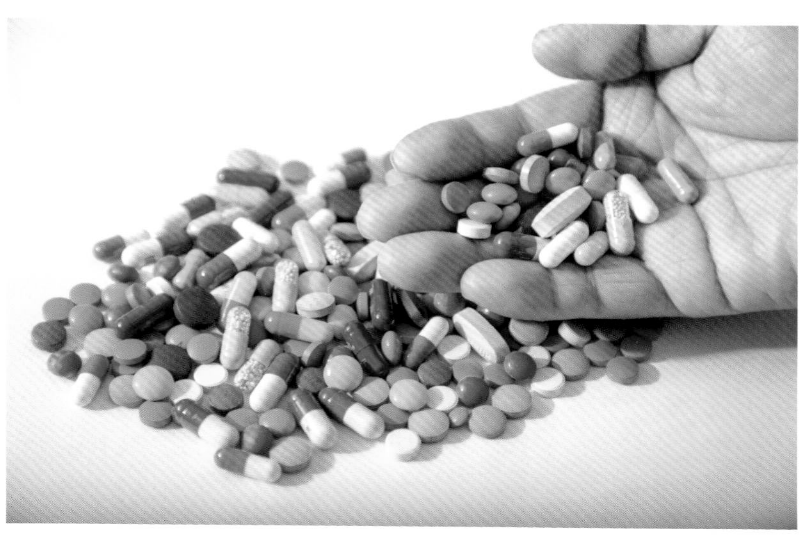

况下进行剧烈运动，比如短跑、踢足球等，会使尿酸合成增加，产生大量乳酸，尿酸的排泄受到抑制，反而引起尿酸水平的暂时升高。普通人可以通过充分休息恢复到正常水平，但是职业运动员的运动量巨大并且持续，因此，高尿酸血症也成为一部分运动员的“职业病”。如果患者是偶尔出现尿酸检测不正常，医生往往会询问其临近检查之前的运动和饮食情况，以帮助判断。所以说，运动也要适度，以不超出个人体能范围为宜。

尿酸高，痛风、肾结石接着来

痛风

我们之前提到过，尿酸在血液当中是以尿酸盐的形式存在，也就是尿酸钠。当血液中尿酸浓度超过其饱和度时，尿酸钠结晶就非常容易在组织或脏器及其周围析出。在 pH 7.35~7.45，体温 37℃的生理状态下，尿酸钠的溶解度最高可达 6.8 mg/dL（约等于

408 μmol/L）。在痛风性关节炎发生之前，高浓度尿酸会在组织中形成晶体数年。高尿酸血症和痛风有着直接的线性关系，尿酸浓度越高，痛风的可能性就越大。打个比方说，就像我们在水里面放盐，盐越多，水就会越咸。

当然，即使尿酸高了也并不一定会发生痛风。让我们先来看一组数据，血尿酸水平大于 9.0 mg/dL（约等于 540 μmol/L）时，痛风的 5 年发病率可以高达 22%；血尿酸水平大于 10.0 mg/dL（约等于 600 μmol/L）时，痛风的 5 年发病率可以高达 50%；如果血尿酸水平高于 13 mg/dL（约等于 780 μmol/L）时，发病率基本可以达到 100%。

但是如果血尿酸水平 < 6 mg/dL（约等于 360 μmol/L），痛风在 15 年内发病率仅为 1.1%；血尿酸如果介于 8~8.9 mg/dL（约等于 480~534 μmol/L），痛风的发病率为 16.3%。虽然高尿酸血症是痛风的直接诱因，但是高尿酸血症患者中有 80% 终生不会发病——这说明除高尿酸血症外，其他因素在痛风的发病中也起了重要作用，如遗传和环境因素，以及其他许多人们现在不知道的因素等待着我们去探索。

尿酸性肾结石

血尿酸盐浓度高于 7.0 mg/dL（约等于 420 μmol/L）时，就被定义为高尿酸血症了，因为它接近尿酸盐在水中的溶解度极限。与尿液相比，尿酸盐在血浆中的溶解度更高，当尿酸盐浓度超过其溶解度极限时，通常浓度超过 10.0 mg/dL（约等于 600 μmol/L），我们的软组织和关节中将形成尿酸钠晶体沉积物。由于尿液的 pH 比血液的 pH 更易变化，此外尿液中的尿酸多以游离形式存在，而游离尿酸的溶解度远低于尿酸盐，所以在尿液酸化的背景下，尿酸在尿液中更加容易结晶。因此，如果我们的尿液常年保持在一个酸性的状态，就会很容易发生尿酸性肾结石，这也说明了尿液保持碱性环境的必要性。

重视可能引起的多种并发症

高尿酸血症和血压的关系

痛风与高血压有关最初在 20 世纪 70 年代被提出，而早在 1879 年，研究者穆罕默德（Mohamed）就发现，原发性高血压人群大多来自痛风家族。美国一项调查显示，痛风患者中有 74% 伴有高血压，其中男性和女性痛风患者各有 81%、71%，47% 的单纯高尿酸血症患者伴发高血压。血尿酸水平可以预测高血压的发病、长期血压变化及预后是否良好。

国内研究发现，血尿酸高的人群发生高血压的风险比尿酸正常者明显增加，男性和女性分别增加 1.55 倍和 1.91 倍。对于没有接受治疗的原发性高血压患者，高尿酸还会增加心血管死亡的风险。我们知道长期高盐饮食会增加高血压的发病率，因为盐中含有大量钠，而钠会促进血管收缩从而升高血压。

高血压是很常见的心血管疾病，会增加脑卒中、周围血管病和终末期肾病风险。据统计，10 位痛风患者中，就会有七八位同时患有高血压。国外学者发现，血尿酸水平每增加 1%，新发高血压的发病率就会增加 13%。血尿酸水平高于 7 mg/dL（约等于 420 μmol/L）的人，相对血尿酸水平正常的人群，患高血压的风险会增加 80%。

科学研究表明，高尿酸血症是高血压的独立危险因素。口服降低血尿酸的药物，能够降低青少年高血压前期和高血压患者的高血压值。那么，高尿酸是如何影响血压的呢？可能有以下多方面的原因。

（1）血压升高的原因包括收缩血管的物质增多或作用增强，舒张血管的物质减少或作用减弱，而高尿酸会导致某些收缩血管的物质产生增多、作用增强，舒张血管的物质产生减少、作用减弱。

（2）长期高尿酸会导致肾功能下降，而肾功能不好的时候，血压也会明显升高。

（3）痛风发作时服用的止痛药物（主要是非甾体抗炎药和激素）也会导致血压升高。

（4）高尿酸会直接损伤血管内皮，导致血管平滑肌细胞增生、动脉粥样硬化斑块的形成，加重人体的慢性炎症反应，这些都会导致血压升高。

（5）血清尿酸可直接作用于血管壁，损伤具有保护作用的血管内皮细胞，损伤有弹性的血管平滑肌，使血流阻力升高，从而使血管硬化、弹性降低。

（6）血尿酸还可以刺激肾上腺分泌一种叫醛固酮的激素，这种激素使大量水和钠滞留在血管内，血压因此增高。

美国研究者丹尼尔·I. 费格（Daniel I. Feig）和理查德·J. 约翰逊（Richard J. Johnson）发现，90% 的青少年高血压患者伴有高尿酸血症，青少年早期高血压时尿酸比盐的作用更大。随着疾病的进展，盐对高血压的作用更大。所以血尿酸水平的变化对青少年和早期高血压具有更重要的意义。

反过来，高血压也会通过以下 3 个方面影响血尿酸。

（1）长期控制不好的高血压会引起肾功能不全，而肾脏是排泄尿酸的主要器官，肾功能下降时尿酸排泄减少，会引起高尿酸。

（2）很多治疗高血压的药物都会引起血尿酸升高，最典型的是利尿剂，比如氢氯噻嗪、呋塞米；普利类（如依那普利、贝纳普利等带普利两字的降压药），还有些降压药可能也升高血尿酸，如替米沙坦、硝苯地平等。

（3）长期高血压会引起动脉粥样硬化及微循环障碍，导致机体供氧不足，乳酸产生增多，而乳酸会导致尿酸经肾脏排泄减少，引起血尿酸高。

高尿酸血症和血糖的关系

高尿酸血症会引起血糖异常。长期的高尿酸血症可以损伤人体的胰岛细胞——这个细胞可以分泌胰岛素，而胰岛素是人体内唯一的降糖激素，胰岛素分泌少了，自然会影响血糖的代谢；长期的高尿酸也可以影响胰岛素的降糖作用，使人体对胰岛素的敏感性下降，久而久之，可能会出现血糖代谢异常，甚至是糖尿病。

反过来说，高血糖也会导致高尿酸血症。

胰岛素抵抗是 2 型糖尿病患者（T2DM）的主要原因，它是指各种原因导致的胰岛素促进葡萄糖摄取和利用的效率下降，人体代偿性地分泌过多胰岛素，而产生高胰岛素血症。

T2DM 患者常因胰岛素抵抗而使胰岛素利用度减少，引起高胰岛素血症。随着胰岛素浓度增加，肾脏的过滤功能也会受到影响，从而影响尿酸的排泄。

此外，T2DM 患者在胰岛素抵抗的情况下，胰岛素的作用受到抑制，正常葡萄糖代谢过程中的糖酵解途径受阻，使得这个过程转向生成尿酸的途径，从而间接导致尿酸生成增多。

长期高血糖会引起肾功能损害，糖尿病病变会导致肾小动脉变窄，严重时累及微血管，引起尿酸清除障碍，导致尿酸排泄减少，从而成为糖尿病患者并发高尿酸、痛风的重要原因。

胰岛 β 细胞作为机体唯一可以产生胰岛素的腺体细胞，在糖代谢调节中发挥着无可替代的作用，而过量的尿酸会形成尿酸结晶沉积于胰岛 β 细胞，高水平的尿酸还会抑制胰岛 β 细胞增殖或促进胰岛细胞的死亡，从而干扰其产生胰岛素的功能，引发胰岛素产生减少，糖代谢紊乱，导致糖尿病的发生。

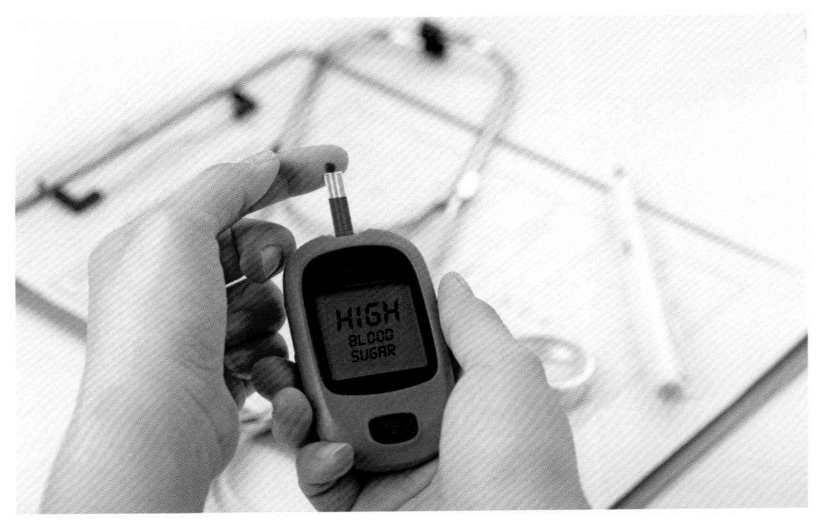

高尿酸血症和血脂的关系

高尿酸血症和高脂血症，二者都属于心脑血管疾病的高危因素，并且有多项研究表明，有 60%~80% 的高脂血症患者同时伴有高尿酸血症。

高水平尿酸可以促进血脂升高。血液中的血脂会和蛋白质结合形成脂蛋白，低密度脂蛋白胆固醇（LDL-C）就是脂蛋白中的一种，可以携带胆固醇积存在动脉壁上，长此以往便引起动脉硬化，因此就成为了人们口中所说的“坏的”胆固醇。高水平尿酸可促进低密度脂蛋白胆固醇氧化，导致血脂增高，诱发或加重高脂血症。低密度脂蛋白胆固醇越高，患者患有冠心病、动脉粥样硬化性疾病的风险就会越高。

尿酸还可以通过阻碍葡萄糖的分解促进甘油三酯的合成。人体的能量供应主要来源于葡萄糖，葡萄糖需要经过一系列的步骤才能产生能量，而糖酵解就是其中必不可少的过程。高尿酸可以阻碍糖

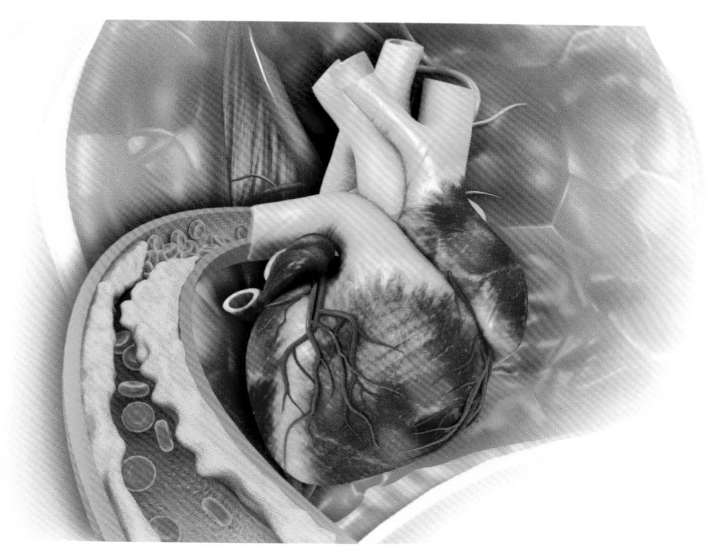

酵解，不但会导致葡萄糖无法被利用而造成堆积，而且会生成更多的甘油，而甘油是合成甘油三酯的一种重要原料，进而引起甘油三酯合成增多。

高尿酸可以通过影响脂质的分解而引起高脂血症。脂质分解的过程离不开一个很重要的“工作人员”——脂蛋白酶，它在人体内参与脂质分解代谢，可以分解甘油三酯，然而尿酸会降低脂蛋白酶的活性，从而引起甘油三酯分解减少，引起血脂增高。

肥胖患者摄入的热量多于消耗，嘌呤合成亢进，尿酸生成会随之增加。进食多，消耗少，使过多脂肪沉积于皮下、腹部或内脏器官，当劳累、饥饿时，脂肪会进行分解，提供机体活动需要的能量，脂肪在分解产生能量的同时，会生成大量酸性物质，如脂肪酸和酮体，这些物质会抑制尿酸排泄，间接促使血尿酸水平升高。此外，内脏脂肪增加会使游离脂肪酸及甘油增多，从而导致甘油三酯升高，加重高脂血症。

高脂血症会改变血液黏稠度，导致心绞痛、心肌梗死等心血管疾病。高脂血症合并高尿酸血症的患者，发生心血管疾病的概率大大增加，血尿酸水平增高可对血管造成直接损害，增加血小板聚集、动脉硬化及血栓形成的风险。此外，高血脂可引发高血压，诱发胆结石、胰腺炎，加重肝炎，导致男性性功能障碍、老年痴呆等疾病，因此，它的危害性应该引起我们的足够重视。

高尿酸血症影响心房颤动的机制

高尿酸血症不仅可以影响我们的血压，也可以影响我们心脏的跳动，也就是心律。尿酸是人类嘌呤代谢的终产物，代谢过程主要依靠黄嘌呤氧化酶的催化，而黄嘌呤氧化酶是活性氧产物的重要来源，在这一系列反应过程中会影响心脏的电活动，从而导致房颤发生。有学者研究表明，高尿酸血症是房颤的独立危险因素，是心血管结局的独立预测因子。

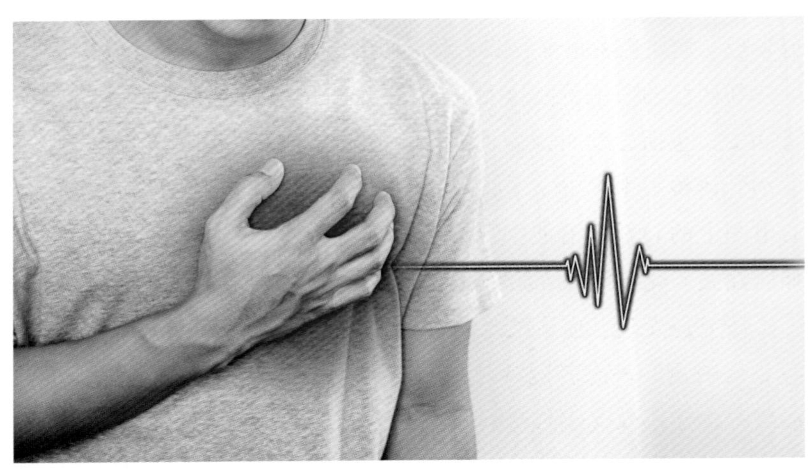

那么高尿酸血症到底是怎么影响我们心脏跳动的呢？

（1）高尿酸血症诱发的房颤与钙蛋白酶 -1 表达和激活有关。

（2）高尿酸血症引起的房颤可能与炎症有关。

（3）高尿酸血症可激活肾素 - 血管紧张素 - 醛固酮系统（RAAS 系统），增加房颤的风险。总而言之，高尿酸血症可能是通过电荷结构重塑参与房颤发生的，更多的未解之谜还需要科学家继续探索。

其他心血管疾病

高尿酸血症和（或）痛风的患者，除了高血压外，患心肌梗死、心律失常和心力衰竭等心血管疾病的风险明显增加。美国一项流行病学调查结果显示，痛风患者中 74% 合并高血压，14% 合并心肌梗死，11% 有心力衰竭，10% 合并有脑卒中。

冠心病

在 2007—2008 年美国疾病预防控制中心的统计中，高尿酸血症患者心肌梗死发生率 5.7%，痛风患者心肌梗死发生率为 14%。有研究发现，痛风患者心绞痛发生率明显高于非痛风患者。

新西兰的一项研究也发现，有痛风史的患者更有可能合并心血管病史，包括心绞痛、心肌梗死以及心血管介入、起搏器植入、冠状动脉搭桥等手术史。也有研究发现痛风性关节炎累及的关节数与心电图上的 Q 波（心肌梗死在心电图上的特征表现）有关，这证明痛风性关节炎越严重，发生心肌梗死的可能性越高。

研究还发现，血尿酸水平越高，冠状动脉狭窄程度越高。血尿酸是反映冠心病患者冠状动脉病变范围严重程度的一个重要指标，高尿酸血症不仅代表狭窄的冠状动脉数量多，还预示斑块有更大的不稳定性，更容易破裂。对急性心肌梗死患者进行两年的随访研究发现，伴有高尿酸血症的急性心肌梗死患者，再次心梗、心力衰竭及猝死等不良心血管事件的发生率，明显高于对照组。

高尿酸血症与急性冠脉综合征的发病率独立相关。急性冠脉综合征，也就是人们常说的冠心病中的一种。伴有高尿酸血症的急性冠脉综合征患者死亡的风险，比单纯的急性冠脉综合征患者高 86%。

心力衰竭

2007—2008 年的美国国家健康与营养调查（National Health and Nutrition Examination Survey, NHANES）数据显示，与血尿酸正常人群相比，高尿酸血症患者伴发心力衰竭的风险显著升高，但痛风患者伴发心力衰竭的风险更高。尿酸水平增高可以预测慢性心力衰竭患者远期总死亡率及是否需要心脏移植。美国弗雷明汉（Framingham）研究发现痛风患者发生心力衰竭和心脏超声可发现的心脏收缩功能障碍的发病率是正常人群的 2~3 倍。与无痛风病史者相比，痛风患者的心衰死亡风险也更高。其机制可能是痛风发作过程中产生了大量炎症因子使心肌收缩功能减弱，加重了心力衰竭。同时，心力衰竭会导致血尿酸水平增加，并随心衰加重而增加，因此，血清尿酸水平升高预示着慢性心衰患者预后不佳。

缺血性脑卒中及预后

脑卒中是发展中国家致残的常见病因，也是第三大死因。脑卒中危险因素包括高血压、高血脂、糖尿病、房颤等。近年来，全球多项研究显示，高尿酸血症除与痛风的发病有关外，也是脑血管病的危险因素之一，血尿酸水平升高增加了脑卒中发生率和死亡率。

国内外多数研究显示，血尿酸水平越高缺血性脑卒中发生风险更大。美国第一次国家健康与营养调查研究结果显示，尿酸高于 420 μmol/L 是脑卒中独立的危险因素。血尿酸水平升高增加脑卒中发生率和死亡率。Kim SY 团队的研究结果显示，高尿酸组患者与正常尿酸组患者相比，脑卒中发生的危险度明显增加，而死亡风险增加 60%。一项缺血性脑卒中的研究结果显示：高尿酸组与正常尿酸组比较，脑梗死范围明显增大。糖尿病合并痛风患者脑卒中发生的风险更高，2 型糖尿病伴高尿酸血症患者，与伴低尿酸血症患者比较，脑卒中发生风险增加两倍。美国学者普拉德瓦尔·M（Pladevall M）等报道，高尿酸血症可加速 2 型糖尿病患者血管病变，增加脑卒中发生及卒中后死亡风险。高尿酸血症患者中，女性与男性相比，脑卒中及卒中死亡发生风险更大。

痛风和高尿酸血症可以预测缺血性脑卒中预后是否良好。脑卒中患者入院时血尿酸水平越高，预后越差，卒中复发率或其他心血管事件发生率越高。研究显示，血尿酸水平增高提示卒中后 90 d 患者预后不佳，血管疾病发生率也会增加，这在糖尿病患者中尤为突出。一项对 405 例脑卒中患者进行的数据分析也显示，尿酸水平越高卒中后早期死亡风险也越高。

高尿酸不仅会加重老年人脑缺血症状，还会增加认知功能障碍风险。尿酸作为促氧化剂，对神经有毒性作用。研究显示，高尿酸血症老年患者在反应速度、言语记忆及行为记忆方面评分偏低。我们知道水果长期暴露在空气中会逐渐腐败，这是氧化作用的结果。而尿酸在人体内有抗氧化作用，但在一定条件下，尤其是脑卒中发生后期，其他抗氧化剂如维生素 C 水平较低时，尿酸就会由抗氧化剂转变成促氧化剂，从而加重缺血脑组织损伤。

肾脏疾病

肾脏是人体的重要器官，它的基本功能是生成尿液，以清除体内代谢产物及某些废物、毒素，同时保留大部分水分及其他有用物质，如葡萄糖、蛋白质、氨基酸、钠离子、钾离子、碳酸氢钠等，从而调节人体水、电解质平衡，维护酸碱平衡。不仅如此，肾脏同时还具有内分泌功能，比如生成肾素、促红细胞生成素、活性维生素 D_3 等；肾脏还可降解部分内分泌激素，如胰岛素，大部分胃肠道激素也是由肾脏降解；体内一些其他激素，如抗利尿激素、甲状旁腺激素、降钙素等可通过作用于肾脏影响体内水、电解质代谢等。肾脏的这些功能，保证了机体内环境的稳定，使新陈代谢得以正常进行。

肾脏的功能会因为各种因素或疾病受到损伤，严重时导致肾衰竭，发展成为尿毒症。到了尿毒症这个阶段，肾脏基本上失去了正常的功能，代谢废物、毒素不能排出体外，患者需要依赖透析或者肾脏移植才能生存。同时还会出现严重的贫血、钙磷异常，继发骨质疏松，电解质、酸碱平衡也发生紊乱，生命的质量会严重下降，甚至面临生命危险。

让我们来看一名 35 岁男性青年连续 9 年的体检报告记录（表 2-1）。

表 2-1　一位 35 岁男性青年连续 9 年的体检报告记录

时间 /（年份）	血尿酸 /（μmol/L）	血肌酐 /（μmol/L）	意义
2011	400	112（正常 <120）	均正常
2012	456	103	血尿酸升高，肾功能正常
2013	431	101	血尿酸升高，肾功能正常
2014	568	120	血尿酸升高，肾功能正常
2015	549	114	血尿酸升高，肾功能正常
2016	573	127	血尿酸升高，肾功能轻度下降
2017	555	133	血尿酸升高，肾功能轻度下降
2018	582	138	血尿酸升高，肾功能轻度下降
2019	664	136	血尿酸升高，肾功能轻度下降

从上面的体检记录可以发现，随着血尿酸的升高，反映肾小球滤过率即肾功能的血肌酐水平也开始升高。血肌酐是肌酸的终末代谢产物，100% 通过肾脏排泄，血肌酐越高，说明肾脏排泄功能越差。

该患者从血尿酸升高到轻度肾功能不全只用了 4 年左右时间。追溯这名年轻患者的个人情况，他没有肥胖，没有高血压、糖尿病，没有蛋白尿，从没有发生过痛风性关节炎。然而在尿酸升高的过程中，不知不觉他的肾功能出现了异常，如果不是每年体检，可能有一天会突然肾衰竭了，估计他自己都会大吃一惊。

为什么会出现这样的情况呢？尿酸和肾脏之间到底有什么样的关系呢？正常情况下，体内的尿酸约有 1/3 经过肠道排出，2/3 经由肾脏排出，如果血尿酸过高，如同尿酸盐结晶在关节局部的沉积，高尿酸也可在肾脏局部沉积，引发急性尿酸性肾病、尿酸性肾结石和慢性尿酸性肾病，统称为尿酸性肾病。如果高尿酸血症导致肾脏功能下降，尿酸排泄能力就会减低，会进一步加重高尿酸血症。可见高尿酸血症是一种直接损害肾脏健康的危险因素，而且二者之间相互影响，会形成恶性循环。

研究证实，血尿酸水平每升高 60 μmol/L，患肾脏病的风险即增加 7%~11%，肾功能恶化的风险增加 14%。与血尿酸正常人群相比，血尿酸水平在 420~540 μmol/L 的人群新发肾脏疾病的危险增加两倍，而血尿酸≥540 μmol/L 的人群新发肾脏疾病的危险增加 3 倍。血尿酸水平，男性≥420 μmol/L、女性≥360 μmol/L 者发生尿毒症的危险分别增加 4 倍和 9 倍，这提示血尿酸水平与慢性肾衰竭的发生显著相关，女性患者表现出更高的关联度。

高尿酸血症可以导致肾损害乃至慢性肾衰竭抑或是尿毒症，致病机制比较复杂，其结果可以简单地划分为 3 种情况，即急性尿酸性肾病、尿酸性肾结石和慢性尿酸性肾病，3 者可互有重叠。

高尿酸血症与脂肪肝的相互影响

我们常说的脂肪肝，是脂肪性肝病的简称，通常按致病原因分为酒精性脂肪肝和非酒精性脂肪肝，后者目前被称为代谢相关脂肪性肝病。

患这两种疾病的人群，大都具有肥胖的特点。肥胖引起的胰岛素抵抗和高胰岛素血症会促进肝脂肪合成和沉积，进而形成脂肪肝。胰岛素抵抗使得脂肪组织分解脂肪增多，合成减少，增加血游离脂肪酸和甘油，为肝脏合成脂肪提供原料。血胰岛素水平升高（胰岛素抵抗引起的高胰岛素血症）促进肝脏合成更多的脂肪，同时又减少肝脏输出脂肪，最终形成脂肪肝。而高胰岛素血症减少了尿酸排泄造成高尿酸血症。

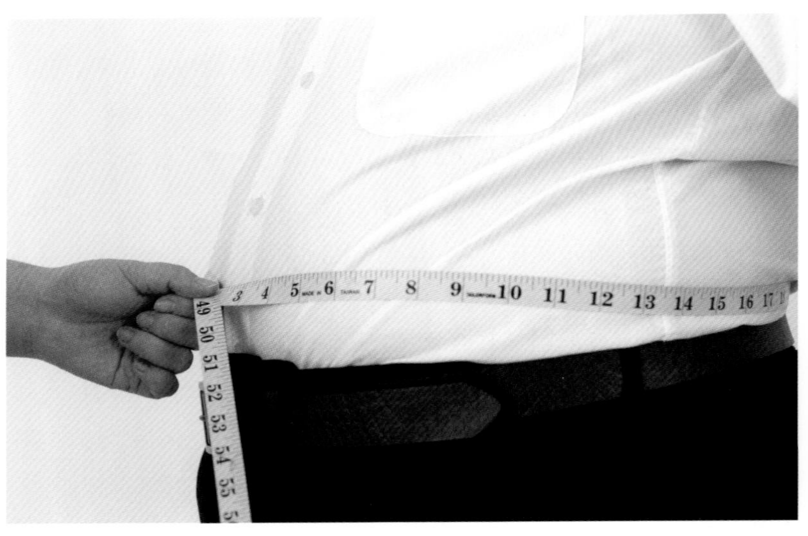

通俗地说，脂肪肝就是饮食过量形成肥胖后，多余的脂肪在脂肪组织容纳不下，慢慢转移到肝脏造成的。而高尿酸血症是肥胖后胰岛素太多，导致尿酸排不出去。但问题还没有那么简单，尿酸升高又会加剧胰岛素抵抗，部分脂肪肝发展为脂肪肝炎也会加重胰岛素抵抗，让胰岛素水平进一步升高，从而形成恶性循环。

因为高尿酸血症和脂肪肝有着共同的发病原因，所以脂肪肝和高尿酸血症如影随形，经常同时存在，相互影响。有学者提出降低尿酸可能会减轻非酒精性脂肪肝病的发生和发展，但这个假设还需要更多证实。

妊娠期疾病

高尿酸血症与妊娠期糖尿病

妊娠期糖尿病（gestational diabetes mellitus, GDM），是指妊娠后首次发现或发病的糖尿病。其发生机制为妊娠中晚期，拮抗胰岛素样物质分泌增加，孕妇对胰岛素的敏感性下降，表现为胰岛素抵抗增加。胰岛素抵抗可增加内脏脂肪的合成，导致嘌呤代谢紊乱，血尿酸水平升高。

高尿酸血症与妊娠期高血压

有研究指出血尿酸与血压变化呈正相关，认为尿酸是原发性高血压发生、发展的独立预测因素。妊娠期高血压疾病是妊娠期特有的疾病，发病率为 5%~12% 。

妊娠期高血压疾病特别是子痫前期与子痫，是孕产妇和围产儿病死率升高的主要原因。有研究显示，妊娠中期以后，尿酸水平随着孕周增加而升高，妊娠高血压的患者，尿酸量明显高于正常妊娠者，且病情严重程度与血清尿酸值呈正相关。血清尿酸水平的升高，可提示胎盘缺血、胎儿血供下降、胎儿宫内环境的恶化。随着尿酸含量的升高，胎儿生长受限、胎儿宫内窘迫、围产儿死亡率呈升高趋势，尿酸水平的高低在一定程度上预示了围产儿的结局。

呼吸系统疾病

高尿酸血症与慢阻肺

慢性阻塞性肺疾病（COPD），简称慢阻肺，是一种具有气流阻塞特征的慢性支气管炎和（或）肺气肿，可进一步发展为肺心病和呼吸衰竭。COPD 一个重要的发病机制是氧化应激。简单地可以理解为：在我们体内，有一个天平，天平的左边是“氧化”，右边是“抗氧化”，两边是天生的“死对头”，谁也不让谁。但是，明刀易躲，暗箭难防。“氧化”竟然趁“抗氧化”休息的时候偷袭了它，天平变得不再平衡，因而导致了 COPD 的发生。此时，正当“氧化”洋洋得意的时候，体内的尿酸（UA）毫不犹豫站到了“抗氧化”的一边，合力对抗“氧化”……

简言之，呼吸道上皮组织液中高浓度的 UA 可能通过增强抗氧化进行防御，减少呼吸道的氧化应激，从而延缓 COPD 的发展。

但是，UA 对于 COPD 可谓是“有益也有害”。研究发现，如果患有 COPD 的患者合并高尿酸血症，那么他的病情可能会重于不合并高尿酸血症的患者，合并高尿酸血症的患者呼吸道气流受限可能更严重，住院时间可能更长，有可能经常需要更高一级的治疗方式，如接受无创机械通气和入住重症监护室。此外，入院时如患者 UA 较高，机械通气时间较长，患者出现呼吸衰竭气管插管后可能更不易拔管。

高尿酸血症与肺动脉高压（PH）

为了明确 UA 与 PH 的关系，Luo DL 等人做了一个深入的研究。选择两组人群，一组是肺动脉高压者（即平均肺动脉压≥25 mmHg），一组是健康人群（对照组）。检测所有人的 UA 水平，结果显示：PH 组患者 UA 水平高于对照组，且重度肺动脉高压组高于轻中度组。将 UA 及其他指标如 BNP、Cr、Hb 等，与右心导管结果进行相关性分析，结果发现 PH 组患者 UA 与肺血管阻力、体循环阻力和右心房平均压呈正相关，与心脏指数和血氧饱和度呈负相关。可见，UA 水平与 PH 严重程度具有明显的相关性。

另外，将 PH 组患者分为高 UA 组（UA>425.5 μmol/L）及低 UA 组（UA≤425.5 μmol/L）。结果发现，高 UA 组较低 UA 组患者预后

差，且高 UA 组患者心脏指数和血氧饱和度比低 UA 组低。可见。UA 水平对 PH 患者预后具有预测价值。

总之，这些研究提示 UA 水平与肺动脉高压的严重程度有密切关系，UA 水平越高，肺动脉高压的程度越重，而且，UA 水平对肺动脉高压患者的预后具有预测价值，UA 水平高的肺动脉高压患者预后较差。

高尿酸血症与肺血栓栓塞症（PTE）

肺血栓栓塞症是由于阻塞或狭窄导致的肺动脉血栓形成，最终导致缺氧、肺动脉高压和右心衰竭。研究表明：血尿酸水平是 PTE 短期死亡率的独立预测因子，血清 UA 水平可能是预测急性 PTE 患者预后的潜在生物标志物。

高尿酸血症与阻塞性睡眠呼吸暂停低通气综合征（OSAHS）

血尿酸水平与 OSAHS 之间存在强相关性。OSAHS 是睡眠期间上呼吸道阻塞，部分（低通气）或完全（呼吸暂停）反复发作，引

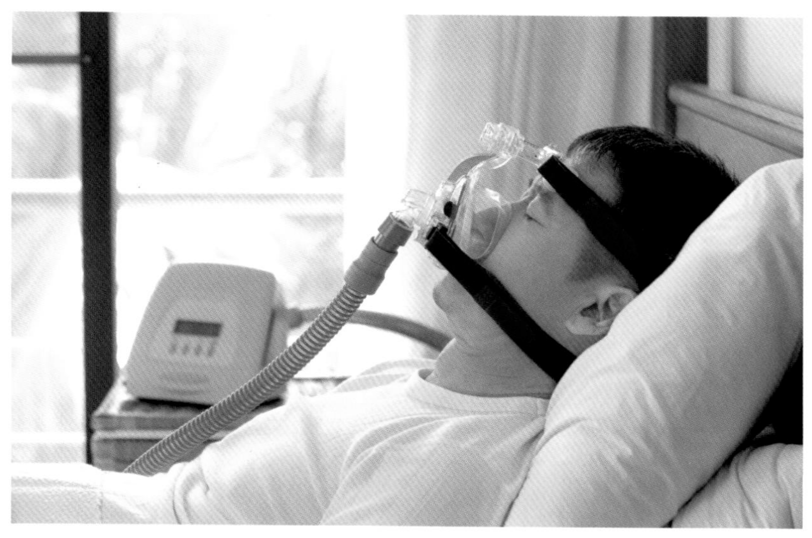

起夜间低氧和高碳酸血症，是一种有潜在致死性的睡眠呼吸疾病。研究发现：随着 OSAHS 严重程度的增加，患者的 UA 水平均显著升高；且高 UA 患者相比于低 UA 患者，深度睡眠时间较短，血氧饱和度（SPO_2）较低，但呼吸暂停低通气指数（AHI）较高。

高尿酸血症与移植肾功能

高尿酸血症是肾移植术后常见的代谢性疾病之一。人体内约 2/3 的尿酸通过肾脏排泄，过程包括：肾小球过滤，近端肾小管重吸收，近端肾小管（远端部）再分泌，以及分泌后再吸收。高尿酸不仅影响着移植肾的功能，同时与高血压、心血管疾病、糖尿病以及代谢综合征的发生、发展密切相关，严重威胁着移植受者的长期存活。因此，尿酸水平监测对肾移植术后高尿酸血症的科学管理具有重要的意义。

上消化道出血

高尿酸血症可引起血管内皮功能障碍，从而使胃黏膜血流减少，使胃黏膜的防御能力下降，容易受到胃蛋白酶等攻击而引起溃疡出血。此外，一部分高尿酸血症患者，可能会因痛风发作或合并心脑血管疾病，而服用阿司匹林等非甾体类抗炎药或者糖皮质激素。非甾体类抗炎药会抑制环氧化酶，从而抑制前列腺素 E 的合成减少，削弱胃十二指肠黏膜的保护因素，导致上消化道出血的发生。糖皮质激素可促进胃酸和胃蛋白酶的分泌，抑制黏液的分泌，可诱发或加重溃疡病，严重可致上消化道出血。

皮肤痛风结节

痛风结节即痛风石，为痛风的特征性表现，是尿酸盐结晶累积形成的。尿酸盐以细小针状结晶沉积于软组织，产生慢性炎症及异物反应导致纤维组织增生形成结节肿。周围被上皮细胞、巨核细胞所包围，有时还有分叶核细胞（分叶核细胞的分叶过多，具有很强的吞噬作用，对侵入的外源物质发挥吞噬杀伤和清除作用，这里主要指分叶核中性粒细胞）的浸润，形成异物结节。在某些情况下，高尿酸血症可能存在于痛风第一次临床发作之前的许多年，在任何阶段都可能出现皮肤病变。

甲状腺与甲状旁腺疾病

高尿酸还抑制维生素 D 的产生，从而导致甲状旁腺功能亢进。高尿酸血症还会引起甲状腺功能减退，这些也是高尿酸血症的不良归宿。

高尿酸血症与心理健康

心理健康是指人心理的各个方面及活动过程处于一种良好或正常的状态。出于对未来的担忧，高尿酸血症患者普遍存在焦虑、抑郁情绪，这在痛风患者中更严重。一项现状调查研究发现，高尿酸

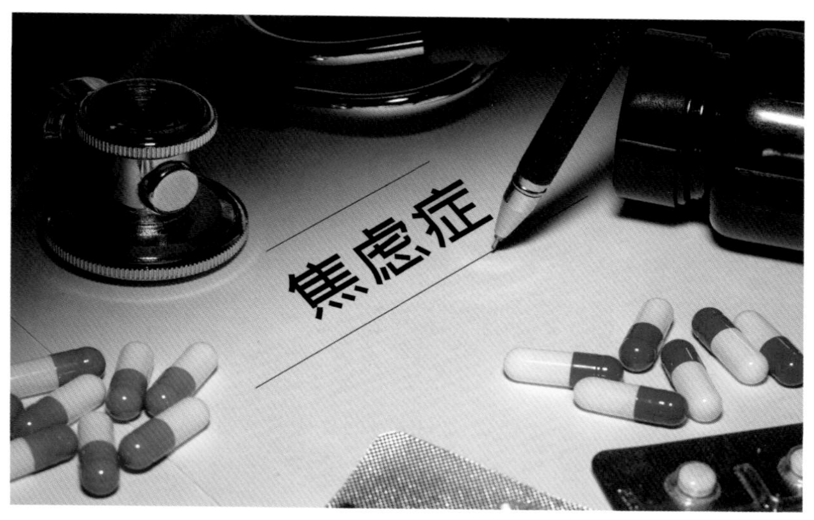

血症患者的焦虑、抑郁情绪及症状自评得分要明显高于正常群体。因此，针对高尿酸血症的干预治疗，需积极对高尿酸血症患者进行心理疏导，降低他们的焦虑抑郁水平，纠正他们的不合理信念，加强社会支持，培养积极乐观向上的心态，将有助于疾病的康复。

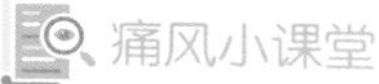

血尿酸升高的机制

尿酸的生成和排泄影响尿酸值的高低，一旦尿酸在体内生成过多或排出减少就失去了平衡，这就是血尿酸升高的机制。尿酸不易溶于水，而且不易被分解。血尿酸排泄主要是两种途径：约 1/3 经肠道代谢，其余经肾脏代谢，经肾脏代谢的尿酸最终约有 10% 被排出体外，剩余的全部被重新吸收回体内。

内源性尿酸生成增加

增加机体对嘌呤的摄入能力，如胰酶制剂、富含 ATP（腺嘌呤核苷三磷酸，简称三磷酸腺苷）的营养液的使用等（临床上胰酶制剂主要用于消化不良、慢性胰腺炎等；三磷酸腺苷在临床上可以用于进行性肌萎缩、脑出血后遗症、心功能不全、心肌疾患及肝炎等的辅助治疗）。

通过细胞溶解、增加白细胞产生、溶血等增加内源性尿酸的产生，如放疗、化疗药物、非格司亭等。

尿酸排泄减少

尿酸主要经肾脏排泄，尿酸在肾脏中的排泄是在一些尿酸转运蛋白的协助下进行，这些蛋白包括负责尿酸重吸收的和尿酸排泄的蛋白。当这些蛋白自身发生问题或受其他因素如药物等影响时，这些蛋白的功能发生改变，从而影响尿酸的排泄。

尿酸经肾脏排泄减少可能有下列原因

肾小球滤过减少。尿酸可自由透过肾小球，当肾小球滤过率 <25 mL/min 时，可引起血尿酸持续升高。

肾小管重吸收增加。原尿中的尿酸 90% 左右被重吸收回血液，重吸收可能是导致高尿酸血症的一个重要环节。

肾小管处分泌减少。有些药物（如小剂量阿司匹林、噻嗪类利尿剂、他克莫司等）可竞争性抑制尿酸在肾小管的分泌，从而使血清尿酸浓度明显升高。药物对尿酸排泄的影响与上述一个或多个因素相关。

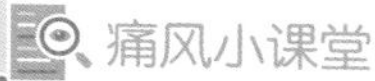

会引起血尿酸升高的药物有哪些？

增加尿酸生成的药物

果糖

多项研究表明，无论单次摄入大量或长期较多量摄入果糖均可导致血尿酸升高。

肌苷

肌苷是次黄嘌呤核苷，为嘌呤代谢的中间产物，在体内可分解产生尿酸，从而引起高尿酸血症。

细胞毒性药物和糖皮质激素

细胞毒性化疗药物和糖皮质激素用于治疗血液系统恶性肿瘤时，可使细胞死亡数量急剧增高，嘌呤降解增加，引起尿酸蓄积，诱发高尿酸血症。其中，嘌呤拮抗剂可在肝脏酶的作用下生成尿酸衍生物，导致尿酸增高。细胞毒性药物引起的高尿酸血症是最严重的药物性高尿酸血症。通常在细胞毒性治疗后 48~72 h 出现。

胰酶制剂

胰酶是从新鲜的动物胰脏中提取的多种酶的混合物，主要是胰脂肪酶、胰蛋白酶和胰淀粉酶，其中含有大量的嘌呤成分。长期大剂量使用该类药物，可引起高尿酸血症。

肿瘤化疗药

嘌呤拮抗剂如巯基嘌呤、硫唑嘌呤、硫鸟嘌呤等，该类药物可在肝内黄嘌呤氧化酶的作用下生成尿酸衍生物，偶尔可致高尿酸血症。甲氨蝶呤在大剂量给药时，本药及代谢产物可沉积在肾小管内而致高尿酸血症肾病（甲氨蝶呤主要可用于各型急性白血病，特别是急性淋巴细胞白血病、恶性淋巴瘤、非霍奇金淋巴瘤和蕈样肉芽肿、多发性骨髓病；头颈部癌、肺癌、各种软组织肉瘤、银屑病；乳腺癌、卵巢癌、宫颈癌、恶性葡萄胎、绒毛膜上皮癌、睾丸癌；甲氨蝶呤也可以联合抗风湿药物治疗类风湿关节炎等风湿免疫系统疾病）。

减少尿酸排泄的药物

利尿剂

利尿剂是引起继发性高尿酸血症的重要原因之一。几乎所有的利尿剂都可以导致高尿酸血症，但以袢利尿剂和噻嗪类利尿剂等排钾利尿剂最常见，如呋塞米、氢氯噻嗪、依他尼酸、复方利血平等。其作用机制主要是减少了肾脏对尿酸的排泄。

水杨酸类药物

有些酸性药物或某些药物的酸性代谢产物，也可以通过竞争性抑制尿酸的肾排泄，引起血尿酸水平升高，其中最典型的就是阿司匹林的代谢产物水杨酸。

阿司匹林对尿酸代谢具有双重作用：大剂量阿司匹林，即每天摄入高于 3 g，可明显抑制肾小管对尿酸的重吸收，使尿酸排泄增多；中等剂量阿司匹林，即每天摄入 1~2 g，则以抑制肾小管排泄尿酸为主；小剂量阿司匹林，即每天摄入量低于 500 mg，可通过损伤老年人肾功能和尿酸清除能力升高血尿酸水平，而目前小剂量阿司匹林被心脑血管患者广泛应用，因此需谨慎。

需要特别说明的是，2017 年《中国高尿酸血症相关疾病诊疗多学科专家共识》中提到：小剂量阿司匹林（75~325 mg/d) 轻度升高血尿酸，但考虑到 75~325 mg/d 阿司匹林抗血小板作用相关的心、脑血管获益，对合并高尿酸血症的患者不建议停用。临床上，应根据病人情况，权衡风险后决定用药方案。

维生素 C

维生素 C 属于酸性物质，大剂量使用时，可使尿液中草酸盐的含量增加 10 倍以上，敏感者可引起高尿酸血症、痛风性关节炎发作或肾结石。

烟酸

烟酸既增加尿酸的产生，也降低其清除率，从而引起高尿酸血症，但对尿酸升高的影响呈剂量依赖性。

抗结核药

结核患者使用吡嗪酰胺和乙胺丁醇时，多数患者会出现高尿酸血症，也常常诱发痛风。吡嗪酰胺在菌体转化为吡嗪酸发挥抗菌作用，吡嗪酸可与尿酸竞争有机酸排泄通道，导致血尿酸浓度增加。

乙胺丁醇 50% 以原形从尿液中排出，和尿酸竞争性排泄，可诱发高尿酸血症。有研究显示单剂量乙胺丁醇给药 24 h 即可观察到血清尿酸升高；停止用药后血尿酸水平降至正常，药物再次注入后，又出现高尿酸血症。

左旋多巴

左旋多巴是多巴胺递质的前体物质，进入体内后可代谢成高香草酸和香草酸。这两种物质会与尿酸竞争排泄路径，使尿酸排泄量减少，从而引起高尿酸血症。

含有乙醇的药物

乙醇可诱发糖原异生障碍，导致血清中酮体和乳酸积聚。二者均可竞争性抑制尿酸在近端肾小管的排泄。此外，乙醇可能引起机体脱水，从而加重血尿酸浓度的升高。

降糖药

胰岛素类药物参与体内代谢促进嘌呤合成，增加尿酸的重吸收，升高尿酸；胰岛素抵抗及高胰岛素血症可增加高尿酸血症的发生。

免疫抑制剂

免疫抑制剂，如环孢素、他克莫司。环孢素可直接产生肾毒性，使肾组织损伤，影响血尿酸的分泌和排泄。

他克莫司会引起剂量依赖的入球小动脉收缩，导致高危患者发生高尿酸血症和肾损伤。

β 受体阻滞剂

β 受体阻滞剂，如美托洛尔，可使肾脏血流及肾小球的滤过率降低，尤其在与利尿剂联用时，可减少尿酸的排泄量，引起高尿酸血症。

血管紧张素 II 受体拮抗剂

除氯沙坦外的其他血管紧张素 II 受体拮抗剂，都可使肾脏血流减少，尿酸排泄减少，从而导致痛风发作。

重组人粒细胞刺激因子

大剂量的重组人粒细胞刺激因子可使白细胞生成增加，使细胞周转速度加快，嘌呤代谢增加，升高血尿酸水平。

部分抗菌药物

喹诺酮类，如氧氟沙星、加替沙星等，青霉素等抗菌药大多由肾脏排泄，但喹诺酮类、青霉素类抗菌药的排出多就会影响尿酸的排出，使体内尿酸水平升高。

部分中草药

部分中草药，如关木通、广防己、天仙藤、青木香、寻骨风、马兜铃等，含有马兜铃酸，马兜铃酸对肾功能及尿酸的排泄有明显的影响。

痛风小课堂

高尿酸血症是如何影响血压的?

当人体产生的尿酸钠结晶进入血管，就会定居在血管壁上，从而诱发血管内皮的损伤，就好像血管破了个小口子，不久之后血液中的脂质就“闻声赶来”，同样沉积于损伤的内皮下，导致动脉管壁增厚变硬、血管腔变狭窄。

此外，血管内皮是一个强有力的保护屏障，受损伤后其中的胶原就暴露出来，像磁铁一般吸引大量的血小板聚集黏附在一起，久而久之就形成了如塞子一样的“血栓”堵塞血管，上述两种途径均使得血管腔狭窄，正常血流通过狭窄部位血管的阻力变大，导致高血压的发生与发展。

过高的尿酸水平可阻碍一氧化氮（NO）的生成。NO是人体内维护健康的卫士，它能够发挥舒张血管的作用，且与体内其他物质的缩血管作用相对抗，二者的对抗作用共同维持着血管的舒缩功能。然而尿酸在体内可与NO结合成牢固的结合体，NO都被霸占以至于无法发挥舒血管作用，这样可以减弱NO舒张血管的作用，此时它的对手抱着“你弱我就强”的心态，缩血管作用就变得强大起来。肾脏局部血管收缩作用增强，导致肾脏钠离子排泄减少，从而引起血流量增多，高血压就来了。

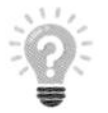
痛风小课堂

高尿酸血症会遗传吗?

问（Q）：自从发现了尿酸高，不敢放开吃肉，更不敢喝酒了，还天天担心有朝一日关节痛起来要人命，这个烦人的高尿酸血症，会不会遗传给自己的下一代?

答（A）：要说清楚这个问题，需要把高尿酸血症的分类说一说。

首先我们要知道，高尿酸血症分为两种，分别叫作“原发性高尿酸血症”和“继发性高尿酸血症”。什么是继发性高尿酸血症呢? 简单说，就是由于吃药或者其他疾病等引起的高尿酸血症。比如，尿毒症晚期的患者，肾脏对血液里各种代谢废物的清除能力下降得厉害，尿酸排泄不掉，就滞留在血液中造成高尿酸血症；一种常见的降压药——氢氯噻嗪，能通过影响肾脏对尿酸的排泄，导致血尿酸升高；更有些肿瘤的放射治疗和化疗药物，能在短时间内大量杀伤和溶解肿瘤细胞，死亡的细胞在体内经过一系列代谢和消化，最终也会生成尿酸。这些都属于继发性高尿酸血症，一旦这些外部的升尿酸因素被去除了，血尿酸就能恢复正常，继发性高尿酸血症自然是不会遗传给后代的了。

那么原发性高尿酸血症是不是有遗传倾向呢? 答案是肯定的。由自身代谢或排泄失衡导致的高尿酸血症，称为原发性高尿酸血症。

原发性高尿酸血症是生活中我们更常见到的类型。有研究表明，如果父母尿酸都高，那么子女尿酸升高的概率比普通人要高得多。高尿酸血症是一种遗传病，意味着它的发病与一些基因的改变有关。

不过就算是这样，也不必慌张，因为高尿酸血症不是必然遗传的，它是一种多基因遗传病。什么叫多基因遗传病呢？从字面意思来看，就是不止一个基因参与了疾病的发展过程，其中每个基因的作用都是微小的，多个基因的效应累积起来，超过一个临界值了，疾病才会发生。

控制尿酸生成和排泄的基因有很多，比如人类有一个叫"*ABCG2*"（ATP-binding cassette transporter G2 gene）的基因，平时在肾脏当中比较活跃，负责把一个个尿酸小分子从血液中搬运到尿液里，排出体外。一旦这个基因出了问题，正常的尿酸排泄就要受到影响，尿酸就升高了。

这样的基因还有很多，健康人也可能或多或少携带着一些致病的易感基因，只是没有累积到发病的上限，所以指标还是正常的。一些常见的慢性病，比如糖尿病、高血压等，都有类似的遗传机制，即有遗传的倾向。

曾经有学者研究过，在高尿酸的病因中，遗传因素大约占 60%，环境因素（比如饮食、饮水、运动、压力等）大约占 40%。如果父母双方或者其中一方有高尿酸血症的话，就应该提高警惕了！虽然占比 60% 的基因遗传难以改变，但是通过健康的生活方式，至少还可以减少嘌呤的摄入，增强体魄，正常作息，舒缓心情，控制好 40%，尿酸就不那么容易升高了。

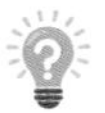
痛风小课堂

单纯饮食控制能逆转高尿酸血症吗?

Q: 高尿酸血症是吃出来的吗？单纯饮食控制是否能逆转高尿酸血症？

A: 血液中尿酸浓度取决于尿酸生成与排泄之间的平衡，尿酸生成增多，排泄减少，就可引发高尿酸血症。体内尿酸 80% 来自于自身细胞的新陈代谢，20% 来自于食物摄取，而尿酸的排泄约 2/3 通过肾脏，约 1/3 通过肠道。尿酸的生成与排泄受遗传和环境因素共同作用，也与遗传、性别、年龄、药物等因素密切相关。

通过食物摄入的嘌呤很少参与核酸合成而被人体利用，最终几乎都代谢生成尿酸（外源性尿酸）。而且，长期高嘌呤食物摄取，将激活高尿酸血症的易感基因，使自身细胞代谢产生的尿酸增多（内源性尿酸），所以，高嘌呤食物摄入可增加血尿酸水平。人体平均每日摄入的嘌呤量为 150~200 mg，内源性产生约 600 mg，肾脏排泄约 600 mg，肠道分解约 200 mg。严格限制嘌呤食物摄取可降低血尿酸 60~90 μmol/L。从这个意义上看，高嘌呤饮食是高尿酸血症的常见诱因。

高尿酸血症有明显的遗传倾向，60%~80% 的高尿酸血症是遗传所致，与尿酸合成、排泄有关的易感基因决定了高尿酸血症的遗传易感性。目前国内外学者已发现了 183 个与血尿酸水平相关的遗传变异位点，但这些位点仅解释了 7.7% 血尿酸水平变化和 17% 高尿酸血症遗传度（遗传度指遗传因素在疾病发生中所起作用的程度，以百分数表示）。

研究发现，血尿酸浓度与雌二醇水平呈负相关。雌激素可增加尿酸清除率，促进尿酸排泄，降低血尿酸水平。体内的激素水平发生变化，血尿酸水平也会随之变化，所以绝经前的女性较少发生高尿酸血症。

至于年龄和药物等因素对尿酸的影响，在之前也已经讲过了。现在，我们可以回答大家的问题了。

饮食是高尿酸血症的诱因，从这个意义上说，高尿酸血症是吃出来的。但反过来，想单纯通过饮食控制是不能完全逆转高尿酸血症的，因为饮食控制只能减少 20% 的外源性尿酸生成，无法改变遗传易感性及年龄、运动、药物相关的内源性尿酸合成增多、尿酸排泄减少。所以应该在严格控制饮食的基础上配合药物来治疗高尿酸血症。

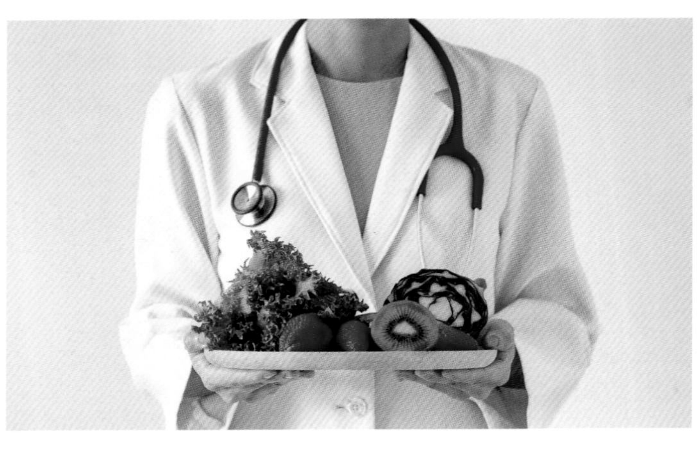

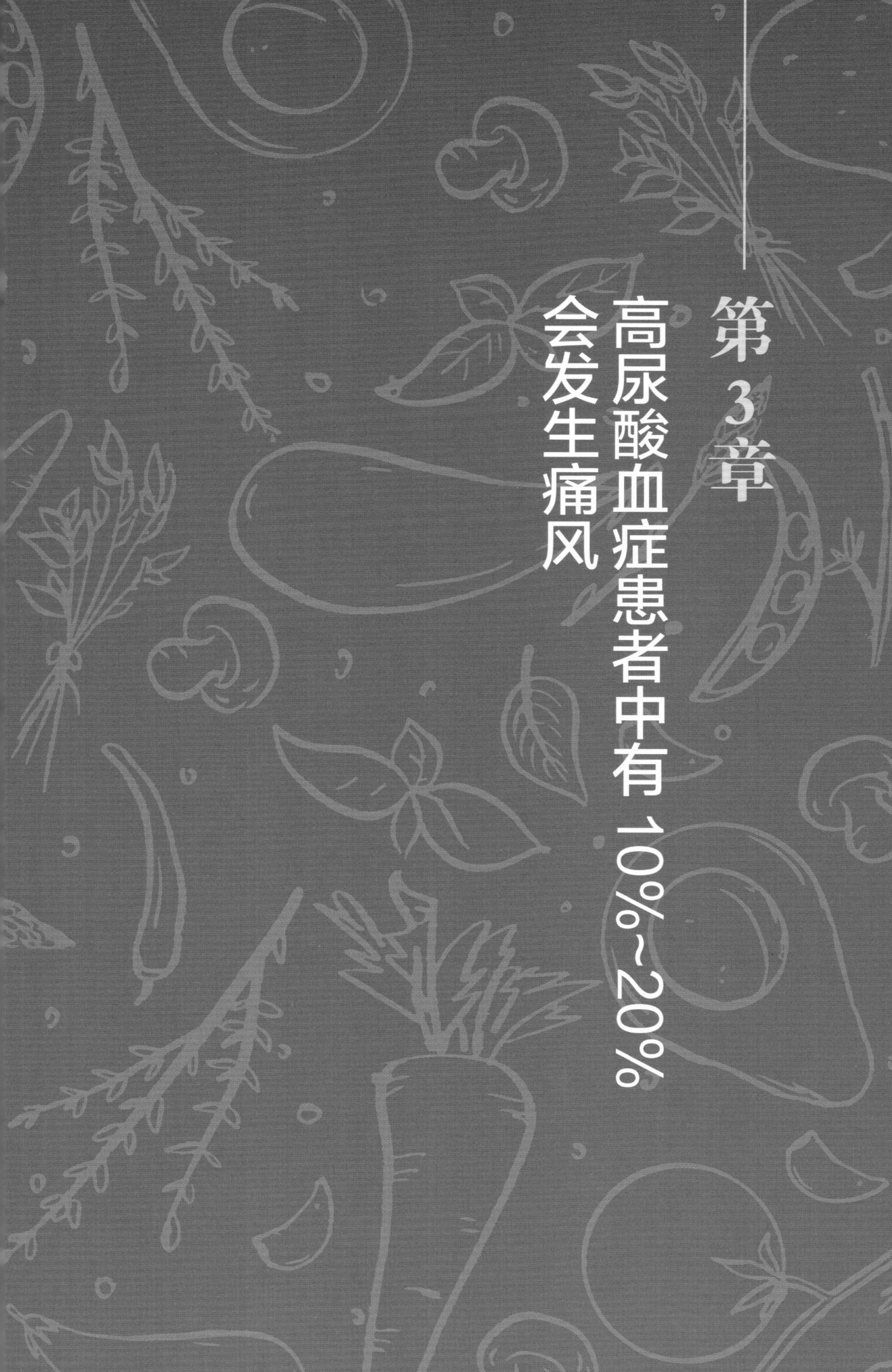

第3章

高尿酸血症患者中有10%~20%会发生痛风

痛风（gout）一词，来源于拉丁文 gutta，是滴的意思，意指一滴有害液体造成关节伤害。我们的患者前来就诊时，最主要的原因是关节痛，可称为痛风性关节炎。疼痛发作的时候像一阵风，来得快，去得也快，所以有了“痛风”这样一个形象的名字。在我国传统医学理论中，痛风称为痹症，也称为热痹症。在经典的《金匮要略》中痛风被称为历节病。

现代医学中，痛风是指尿酸盐沉积在骨关节、皮下和肾脏等部位，临床上表现为急性或慢性痛风性关节炎、痛风石形成和痛风性肾病。

痛风究竟有多痛

我们在门诊常常遇到比较相似的患者：男性，中年，平时工作比较忙，经常有应酬，频繁饮酒。忙了一天回到家，睡梦中被痛醒，大脚趾钻心的疼，红肿，发烫，甚至被子抚过都痛得不行，更谈不上下地行走了。夜深人静，本来是好好休息的时间，却痛到再也无

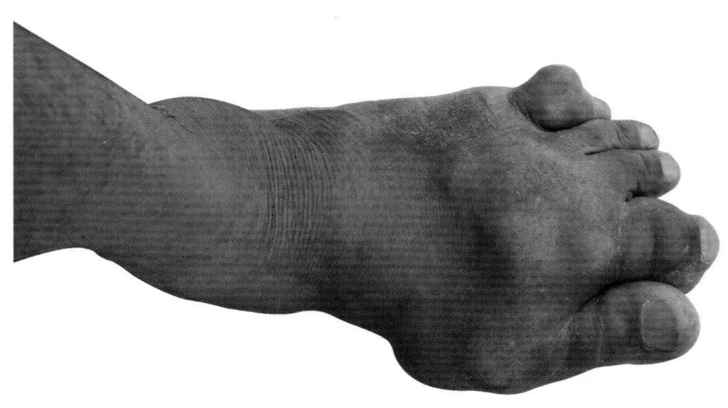

法入睡，只能依靠冰敷暂时缓解。好不容易等到天亮，拄着拐杖、坐着轮椅来医院看病——他们不是心肌梗死，不是中风，不是车祸外伤，而是关节的剧烈疼痛导致的无法行走。

痛风之痛，只有经历过的人才能体会，这话一点也不错。有的患者形容是刀割之痛，也有患者形容是钳夹或撕裂之痛，疼痛呈现进行性的加剧。尽管每个人对疼痛的忍耐度不同，但大部分患者还是体会到了“刻骨铭心”的痛。有位患者在痛风发作时，竟然用老虎钳将大脚趾的趾甲拔出；许多痛风患者还告诉我们，疼痛发作时恨不能用斧头将疼痛的脚趾剁掉；曾有患者说,“痛风”应该改名叫“痛疯”，因为痛起来像疯了一样！

就像歌词里写到的，会呼吸的痛……痛彻心扉……多么痛的领悟……痛了才懂……

痛风更青睐男性

痛风的发病率在男女性别中存在较大差别，大约是 20∶1。这是因为，就体内尿酸量来说，女性就只有男性的 2/3。除了之前我们提到的，雌激素对女性朋友的保护作用之外，男性的饮食习惯应该也是痛风高发的原因之一。痛风在任何年龄都可以发生，但 40 岁以上的中年男性，痛风发病率明显升高。

痛风不再是中老年人的专利

在大家的传统观念中，痛风多发于中老年人，同高血压、冠心病等疾病相似，痛风常被认为是一种中老年病。但是，近年来的流行病学数据显示，近 20 年来，痛风的患病率不仅逐年攀升，而且还呈现出年轻化的趋势。

以山东省青岛地区的数据来看，2016 年的患病人群平均年龄已经降到了 48.28 岁，2015 年还是 48.76 岁——青岛最小的痛风患者年仅 11 岁。

小雨是一个来自山东青岛的 15 岁初中生，从小就是个小胖墩。因为家乡靠海，平时经常吃海鲜，还特别爱喝碳酸饮料。一次上体育课后，小雨突然右脚大拇指剧烈疼痛，疼的小雨大汗淋漓，被送往医院检查后得知，小雨得的是急性痛风性关节炎。原来，之前体检小雨的尿酸就超标了，但因为身体没有感觉就没有特别注意。而这一次，不仅小雨的父母觉得难以置信，连医生也吃了一惊，小小少年竟然患上了中老年的痛风病！

事实上，痛风早已不是中老年人的专利，随着痛风的患病率逐年上升，发病年龄越来越年轻。这么年轻的痛风患者，也绝非小雨一个。山东省流行病学调查结果显示，在 2013—2018 年，痛风患者的平均发病年龄下降了 4 岁，30 岁以前第一次患上痛风的人数增加到了 23.7%。与此同时，青少年高尿酸血症整体患病率达到了 25.4%，其中男生则高达 42.3%，这些数字着实让人担忧！

是什么原因导致痛风年轻化？

首先，年轻人饮食不节制，摄入高能量、高嘌呤类食物和碳酸饮料太多，这是导致痛风走向年轻化的最关键原因。人体内嘌呤成分有 20% 来源于食物，而饮食不控制，足以导致高尿酸血症的发生。其次，痛风家族史。调查显示，30 岁以下的早发痛风患者约 26% 都有痛风的家族史。由于痛风有 60% 的遗传倾向性，家族中有痛风病者其发生痛风的风险大大增加。最后，早发痛风患者多数体重超标。本来身体就肥胖，越胖的人往往越不爱运动，加上年轻人往往喜欢熬夜刷手机，这些不良生活习惯都会引起脂肪代谢紊乱，日积月累可导致高尿酸血症。已有研究表明，血尿酸水平与体重指数呈正相关。另外，高血压、高脂血症、糖尿病等疾病在年轻人身上越来越常见，而这些疾病对尿酸代谢有影响，容易伴发痛风。

预防痛风，从娃娃抓起。

第一，要管住嘴。不要暴饮暴食；不要大量喝酒，啤酒更是禁忌；少吃夜宵，少吃动物内脏、海鲜等高嘌呤类食物；建议选择低嘌呤、低能量、低脂肪、低盐、高水分的饮食。第二，迈开腿。肥胖者一定要积极减肥，适当增加运动，运动后不要忘记补水，多喝水有利于增加尿酸的排泄。痛风患者每天至少喝水 2000 mL。第三，避免受凉、过度劳累，免疫力低下或精神紧张也是痛风的常见诱因。第四，万一得了痛风，一定要坚持规范的治疗。长期监测尿酸，控制达标，是预防痛风发作以及降低心脑肾损害的有效措施。

不良生活方式引发痛风

高脂肪、高蛋白、高嘌呤食物摄取增多

以往我们中国人的饮食以植物性食物为主，现在向动物性食物为主的模式转变，在年轻人中更加明显。很多年轻人属于“无肉不欢”，我们大部分人不是缺乏营养，而是营养不均衡。高脂饮食可阻碍肾脏对尿酸的排泄，高蛋白、高嘌呤饮食可增加内源性嘌呤的合成。

酒类、含糖饮料摄入增多

年轻人社会活动频繁，喜欢聚会、应酬。酒类本身就是嘌呤原料的提供者，特别是啤酒。饮酒可升高血液中尿酸的浓度，同时减少肾脏排出尿酸。饮料也是年轻人的最爱之一，口感好，种类丰富，而其中的主要成分果糖——这也是升高血尿酸水平的重要原因。所以我们很多患者的痛风急性发作，大量饮酒是重要诱因。

生活不规律、缺乏规律运动，精神压力大

目前快节奏的生活，出门坐车，上班坐着，回家躺着，超重和

肥胖的现象在年轻人中普遍存在，再加上工作压力大、经常熬夜，这些习惯都是痛风的“好朋友”。

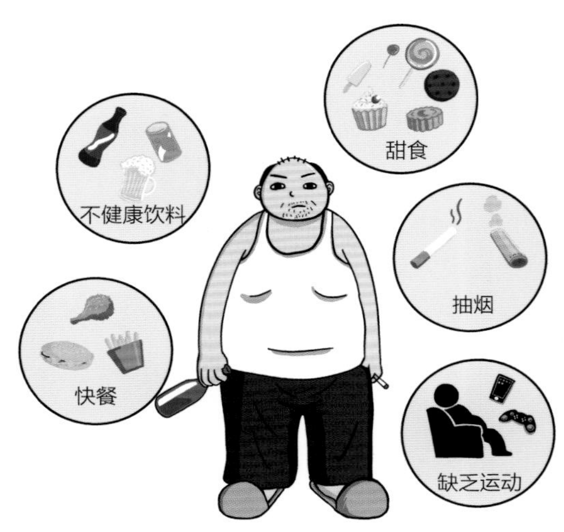

不良生活习惯会引发痛风

高尿酸血症不等同于痛风

高尿酸血症是痛风重要的理化基础，也是引起痛风性关节炎、痛风结节和痛风性肾病等相关疾病的根本原因。虽说高尿酸血症是痛风的潜在人群，但是高尿酸血症并不等同于痛风。

由于个体差异，有部分高尿酸血症患者即使体液中的尿酸值异常升高，但并不会引起痛风的发作和其他症状的发生，我们称为无症状高尿酸血症；也有部分患者，血尿酸水平并不高，却发生痛风。临床中我们遇到过几例痛风患者，关节肿痛反复发作，关节超声和双源 CT 均提示尿酸盐晶体形成，秋水仙碱治疗有效，但患者无论是在急性发作期还是缓解期，反复多次检测血尿酸均未达到 420 μmol/L，所以，血尿酸水平不高时也不能完全排除痛风。这可能与体内尿酸盐的饱和点调高或降低有关，饱和点调高时尿酸盐晶体不易析出，而降低时则相反。总的来说，临床上有 10%~20% 的高尿酸血症患者会发生痛风。

与糖尿病、高脂血症和肥胖症等疾病类似，痛风也属于一种慢性代谢性疾病，常与这些疾病同时发生。痛风是指尿酸盐沉积在骨关节、皮下和肾脏等部位，临床上会导致急性或慢性痛风性关节炎、痛风石形成和痛风性肾病的发生。而高尿酸血症则是指不论是男性还是女性患者，在不同的日期监测空腹血尿酸水平超过 420 μmol/L。多数患者可能终身不会出现痛风的相关症状，有些患者从最初血尿酸水平升高，到最终出现痛风相关的症状，时间跨度可长达数年甚至数十年。高尿酸血症的患者随着年龄的增长，痛风发生的概率也随之升高，并且血尿酸水平越高持续的时间越长，痛风发生的可能性也就越大。

痛风往往会“偷袭”

在了解高尿酸血症和痛风的关系之后，我们知道了，痛风是高尿酸血症恶化之后的阶段，高尿酸血症发展为痛风，有 3 个阶段，无症状型高尿酸血症期，急性痛风性关节炎期，痛风石及慢性关节炎期。由此可见，痛风“喜欢”的人群，和高尿酸血症相似，它喜欢胖胖的身材（肥胖）、甜甜的血液（糖尿病）、高高的血压（高血压）、坚硬的血管（动脉粥样硬化）、脆弱的心脏（冠心病）等，经常和这类人群相伴。某些引起血尿酸升高的其他疾病患者，它也喜欢，例如，肾脏疾病患者、骨髓增生性疾病患者、某些阻碍尿酸排泄的药物应用患者等。

血尿酸水平在机体 37 ℃的饱和度大约是 420 μmol/L，也就是 1 L 血液最多容纳 420 μmol 的尿酸，超过这个水平尿酸就会从血液析出。

在上述它所青睐的对象受寒、劳累、饮酒、高蛋白高嘌呤饮食、外伤、手术、感染等比较脆弱或放肆的时刻，痛风就会突然来袭。临床数据表明，饮酒是男性痛风急性发作的首要因素，而受凉则是女性朋友痛风发作的第一原因。

痛风的代言人：痛风性关节炎

痛风性关节炎，是人体内的尿酸钠结晶，沉积在关节周围而诱发的一种无菌性炎症反应。炎症反应的主要表现是红、肿、热、痛，所以会产生痛的感觉。炎症反应是人体对异物产生的一种自我防御。炎症可分为感染性和非感染性炎症。很多细菌、病毒可以引起炎症反应，比如，甲型流感病毒在肺部引起的炎症反应是肺炎，而痛风性关节炎却不是细菌、病毒等微生物感染引起的，它的罪魁祸首是尿酸钠晶体。

但是这里需要说明的一点是，痛风性关节炎其实只是痛风大家

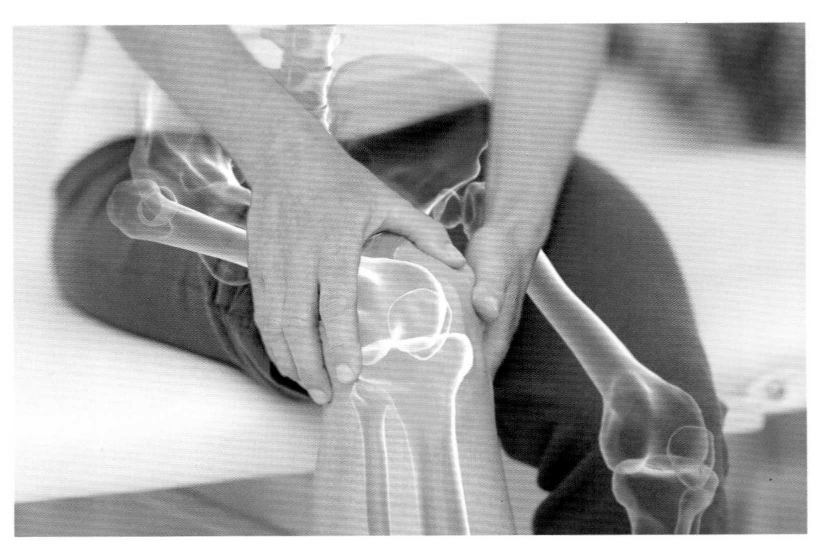

族中的一员。痛风是一个较广的概念，尿酸盐晶体沉积在关节腔、软组织、软骨和肾脏等组织和脏器中，引起组织的炎症反应，都统称为痛风，如痛风性关节炎、痛风石、痛风性肾病、痛风性眼病和痛风性心脏病等。其中，痛风性关节炎是痛风大家族中最重要和占比最多的一员，因此，痛风性关节炎就成了痛风的代言人。

痛风性关节炎为什么会痛

尿酸怕孤单，人体的尿酸平时和钠离子一起作伴，组合名字叫尿酸钠。当体液中的尿酸钠浓度增高到饱和状态时，在某些诱发条件下，如损伤、局部酸性环境、全身疲劳、酗酒和情绪不稳定等情况下，尿酸钠一“生气”就会在关节腔内或关节周围组织中析出，形成针状的尿酸盐晶体。“生气”的尿酸钠变身成为尿酸钠晶体，就会开始它的破坏行动。

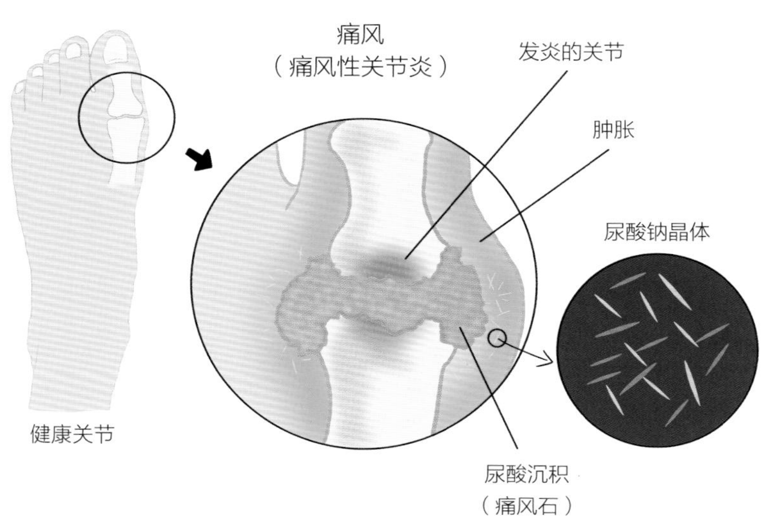

针状的尿酸钠晶体在关节腔内析出

尿酸钠晶体是一种外来怪物，会遭到身体自身免疫系统的抵抗，白细胞闻着味就来了，吞噬尿酸钠晶体这个外来入侵者。在白细胞和尿酸钠晶体搏斗的过程中，关节局部会产生一些叫作前列腺素、白三烯和糖蛋白化学趋化因子等的炎症因子，这些因子会引起关节及软组织的损伤，周围出现红肿和剧痛，此时患者就会感觉到疼痛。

痛风性关节炎的自我判断

经过我们多年的临床经验总结，痛风性关节炎还是有一些特点的。

大多发生在下肢关节，尤其第一跖趾关节（大拇指和足背间的关节）是最常见的部位，也可发生于足背、足踝、膝关节、腕关节和肘关节，偶尔手指关节也会受累。

初次发作常常是在夜间睡眠时急性起病，关节剧烈疼痛、局部红肿、皮肤发热感，短时间内达到高峰，影响睡眠及活动。

多有饮酒、高嘌呤饮食、剧烈活动等诱因，常被误诊为扭伤、碰伤等。

不管是否服用了抗炎止痛药物，如果疼痛程度在 24 h 内达到高峰，在 14 d 内缓解，而且两次发作间期疼痛症状完全缓解，那么这种疼痛就很有可能是痛风引起的。接下来，就需要去医院通过化验或检查来进一步判断。

最好在疼痛发作间期，也就是不疼的时候，而且没有服用降尿酸药物的情况下，空腹检测血尿酸。根据最新《中国高尿酸血症与痛风诊疗指南（2019）》（以下简称《指南》），高尿酸血症诊断标准不分男女，均以 420 μmol/L 为界，非同日两次空腹血尿酸 >420 μmol/L，被称作高尿酸血症。坊间流传着这样一句话——无高尿酸无痛风。

当然，有时痛风性关节炎也很狡猾，把自己隐藏得很深，并没有典型的症状。痛风诊断的“金标准”是在有症状发作过的关节滑液或痛风石中，发现尿酸盐晶体。需要注意的是，因为这个检查需要依赖关节腔穿刺和专业人员检查，基层医疗机构可能做不了。此外，通过关节超声或者双源 CT 证实尿酸盐沉积，X 射线证实手部或足部，至少有一处关节侵蚀也是可以参考的证据。而且，我们也可以用自己的“火眼金睛”观察身上有没有干的或白垩状的皮下结节，这些结节就是痛风石，常出现在手指及足趾关节、脚踝、耳朵等部位。

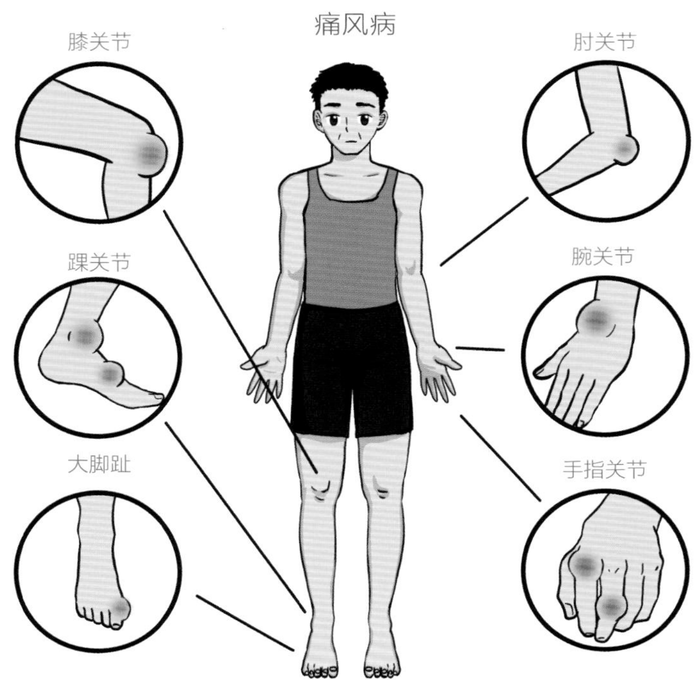

（注：双源 CT：在临床上，现在常用的 CT 都是单源 CT，而双源 CT 就是在一台 CT 机上，有两套 X 射线的管球系统和两套探测器

系统，能够同时采集人体图像的 CT 装置。不同成分的组织在不同的 X 射线能量照射下表现出的 CT 值不同，再通过图像融合重建技术，可得到能体现组织化学成分的 CT 图像，即组织特性图像，是检测尿酸盐晶体的有效手段。）

关节疼痛不都是痛风

关节疼痛就一定是痛风吗？这也是我们临床上经常会被问到的问题。除了痛风，还有一些疾病可以导致关节疼痛。

类风湿关节炎：痛风好发于 40 岁以上男性患者，而类风湿关节炎则多见于中、青年女性，临床表现是四肢对称性小关节的疼痛、肿胀和畸形，晨起时关节僵硬，这些患者多数查血尿酸水平不高，但是风湿指标如类风湿因子阳性。

化脓性关节炎：除表现为关节疼痛以外，还可以伴有寒战和高热，查血常规有白细胞的增高，血尿酸水平正常。

创伤性关节炎：通常会有外伤史，疼痛仅见于外伤累及的关节，血尿酸水平不高，关节囊液检查检测不到尿酸盐结晶。

假性痛风：发病年龄多见于老年人，受累的关节多为膝关节，病因是关节的软骨钙化，查血尿酸水平正常。

因此，患有关节痛的朋友，不能仅仅考虑痛风的可能，还要结合具体的病情到医院专科就诊，以明确诊断，以免延误病情的诊治。

什么是痛风石?

痛风石又称为痛风结节，它是在一定条件下，关节腔内外的尿酸钠析出成为结晶，尿酸钠结晶在关节软骨、滑膜、肌腱等部位逐渐沉积形成。主要分布在足趾、足背、踝部、膝关节、双手指、掌关节、腕关节、肘关节及耳廓、眼睑等处。极少数的痛风患者在胸腹部及臀部也有少数痛风石。这些大小不等的“疙瘩”，突起于皮肤表面，大的如鸡蛋、小的如绿豆，多为黄白色或褐黄色。

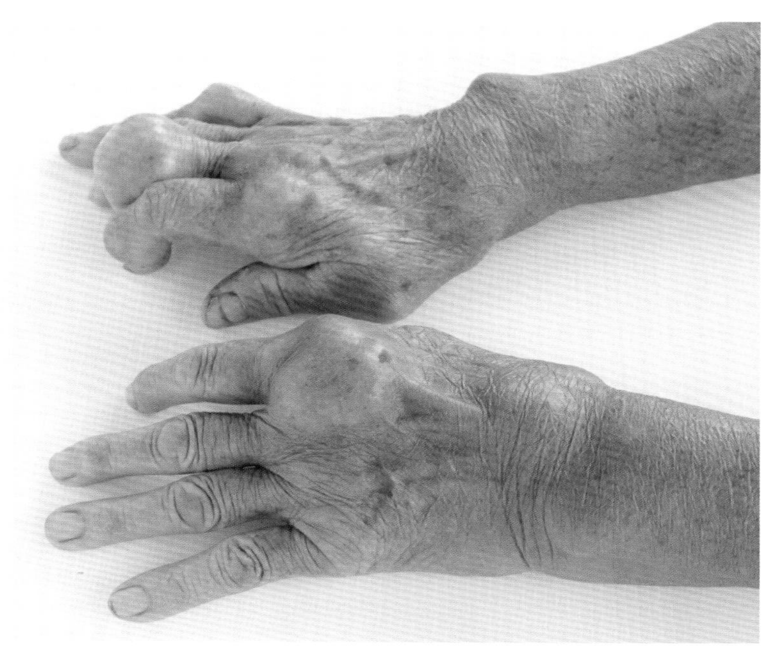

患者手部的痛风石

痛风石一般出现于痛风中晚期，是痛风发病过程中少数患者所需要经历的阶段，主要由血液中升高的尿酸不断析出、沉积在体表而引起结节形成。随着时间的推移，结节物质会不断累积，从早期的几毫米，不断增多、逐渐增大，可如鸡蛋大小甚至更大，数目也可从最初一两个增加到十几个以上，并累及多个部位，成为人体内尿酸的储存池。

痛风石一般位于体表软组织，向内可发展至骨和关节，使其不同程度破坏；向外扩大，可破坏软组织，使皮肤变薄、破溃，尿酸钠结晶或小结石会不断流出，形成溃疡和窦道。破溃口可多年无法愈合，这些巨大痛风石、溃疡、窦道甚至骨髓炎的出现，使关节功能降低或丧失，患者因此丧失工作和自理能力，十分痛苦。

尿酸盐结晶、痛风石会形成“穿凿样”骨破坏，通过 X 射线片、CT 或者 MRI 等检查均可以清晰地看到，其中 X 射线片是最常用的检查手段。骨破坏过程从软骨、骨表面一步步进展到骨实质，这些现象提示痛风石最初对骨表面产生了一定的机械性外压力。此后，在被侵蚀的骨表面上痛风石持续增长，导致局部软骨下骨组织塌陷和吸收，产生骨缺损及破坏。

痛风小课堂

对痛风和尿酸的认知，科学家们从未停止脚步

人类有关痛风的最早描述见于《希波克拉底全集》。希波克拉底被誉为西方医学之父，他认为人体具有血液、黏液、黄胆及黑胆四种液体，不同的液体流向不该去的部位就产生了疾病。体液在体内流动，当沉积于关节就会导致痛风。

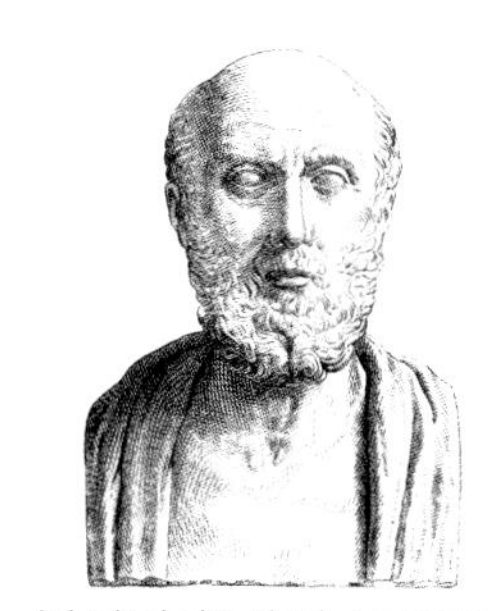

希波克拉底为古希腊伯里克利时代的医师，被西方尊为“医学之父”，医学奠基人。

盖伦（130—200 年）对痛风进行了更深入的研究。他认为是由于淫乱、遗传和体液在体内的蓄积而造成痛风。古代人们并不知道痛风是什么原因造成的，所以也没有很好的治疗方法，只能尝试用禁欲、针刺、放血、冲凉水或泻剂来治疗，这当然不会有显著的效果。

1679 年荷兰的安东尼· 列文虎克（Antony van Leeuwenhoek）用显微镜首次在痛风患者的关节腔积液中观察到尿酸盐的棒状结晶，但他并不知道结晶的具体化学成分。

1776 年瑞典化学家卡尔· 威尔海姆· 舍勒（Carl Wilhelm Scheele）发现了尿酸。

1797 年威廉 · 海德 · 沃拉斯顿（William Hyde Wollaston）从自己的耳廓上取下一个痛风结节，从中分离出尿酸，并尝试解释痛风和尿酸的关系。

1848 年英国的阿尔弗雷德·巴林·加罗德（Alfred Baring Garrod）医师，检测出了血液中有尿酸的存在。

1899 年德国 Freudweiler 证实注射尿酸盐结晶会引起急性关节炎。

1907 年德国赫尔曼·埃米尔·费雪（Herman Email Fischer）提出嘌呤的完整代谢途径。

1929 年汤豪瑟（Thannhauser）提出尿酸的排泄理论。

1949 年本尼迪科特（Benedict）和索伦森（Sorenson）用放射性物质研究体内尿酸的产生与排泄量及每日周转量。

1961 年麦卡蒂（McCarty）和霍兰德（Hollander）使用偏振光显微镜直接观察到痛风石中的尿酸盐结晶。至此，人们才明确了痛风与尿酸之间的关系。

痛风小课堂

1679 年列文虎克用显微镜首次观察到尿酸钠结晶的内容

列文虎克是荷兰显微镜学家、微生物学的开拓者。他自幼就特别喜爱磨透镜的工作，并用其观察自然界的一些细微物体，由于他本人特有的天赋及平日的勤奋努力，他磨制的透镜远远超过同时代人。

列文虎克出生于 1632 年的荷兰德夫特。16 岁时就失去了父亲，被迫退学后来到荷兰首都阿姆斯特丹一家杂货铺当学徒。在杂货铺的隔壁有一家眼镜店，列文虎克有空就会到眼镜工匠那里学习磨制玻璃片的技术。他渴望用自己双手磨出光匀透亮的镜片，带领他进入人类用肉眼永远看不到的奥秘的微观世界。他的放大透镜、显微镜形式很多，他一生磨制了 400 多个透镜。他对在放大透镜下所展示的显微世界非常有兴趣，观察的对象亦非常广泛，主要有晶体、矿物、微生物、污水、昆虫、植物、动物等。他不加选择地把凡是他想到的东西拿到显微镜底下来观察，什么牛眼睛、羊毛、海狸毛、苍蝇头、蜜蜂刺、虱子腿、自己的皮肤碎屑、血液等，都是他的观察样品。显微镜为列文虎克展现了一个从来没有人见过的奇妙世界。

1674 年他开始观察细菌和原生动物，即他所谓的“非常微小的动物”，他还测算了它们的大小。1675 年，他首先在盛放雨水的罐子里发现了单细胞微生物。1677 年他首次描述了昆虫、狗和人的精子。1679 年，他首次在自制的显微镜下观察到痛风结石中有一种奇特的晶体，但碍于当时的知识与技术都无法做进一步的分析。1683 年，他又在自己的牙垢物中发现了更小的单细胞生物。200 多年以后，人们才搞清楚列文虎克发现的微生物是细菌。1684 年他看到了人的红细胞，他准确地描述了红细胞，证明马尔皮基推测的毛细血管层是真实存在的。1688 年，他观察到了血液是怎样在蝌蚪尾巴里的毛细血管中流动。1702 年在细心观察了轮虫以后，他指出在所有露天积水中都可以找到微小生物，因为这些微生物附着在微尘上、飘浮于空中并且随风转移。

列文虎克作为杰出的显微观察家，在生物学史上的地位是相当重要的。直到 19 世纪，显微科学的研究才超过他的水平。

痛风小课堂

痛风石导致骨破坏的作用机制

虽然骨的表面看起来是静止不动的，但在微观视角下，即使在正常情况下，骨骼实际上一直处于一种动态平衡状态。有一种细胞叫破骨细胞，它把需要改建的骨组织破坏吸收，随后另一种负责修复的细胞——成骨细胞，把破骨细胞吸收后形成的骨缺损修复，这种骨吸收—骨修复一直在默默地进行着，从而保证了骨的健康。

人患了痛风以后，这种平衡被打破了，由于尿酸盐结晶刺激的炎症反应使局部的环境发生了变化，破骨细胞的活动被刺激增强了。不仅如此，血液中的某些细胞也在被刺激后性情大变，变得具有了和破骨细胞一样的能力，从而导致骨代谢失去平衡，骨的侵蚀破坏更加严重。当然，痛风患者的骨破坏是有很多因素共同参与的一个复杂过程，但尿酸盐结晶刺激下的炎症反应在这种骨破坏机制中具有重要的作用。目前普遍认为，尿酸盐结晶是痛风骨质破坏的最重要、最直接的因素。

我们知道，痛风的根本原因是高尿酸血症，高尿酸血症、痛风是一个连续、慢性发展的病理生理过程，血尿酸值越高，痛风发作的风险越高，而且发病年龄也越早。

研究证实：血尿酸≥600 μmol/L 时，痛风的发生率为 30.5%，血尿酸 < 420 μmol/L 时痛风的发生率仅为 0.6%；而血尿酸 < 420 μmol/L 时痛风发作的平均年龄为 55 岁，血

尿酸≥520 μmol/L 时痛风发作的平均年龄为 39 岁。

虽然并不是所有的高尿酸血症会发展为痛风，但是高尿酸的存在对身体的危害却广泛存在。以往，学者大多认为，单纯的高尿酸血症对于骨质无明显侵蚀作用，然而，一些临床观察发现，在无症状的高尿酸血症期，骨关节还是发生了一些异常变化。通过超声检查，研究者发现，无症状高尿酸血症患者的关节也有与痛风性关节炎相同的一些改变，比如 B 超下的“双轨征”，即尿酸盐结晶在软骨表面沉积的超声特征；微小的痛风石；还有一些非特异性的超声特征，如骨侵蚀、滑膜炎、关节腔积液等。虽然单纯高尿酸血症期还没有痛风性关节炎的症状表现出来，但是关节内的病变已经在积累酝酿，从量变到质变，只是等待一个时间爆发而已。高尿酸血症已然成为关节不能承受之重，我们应该高度重视高尿酸血症，防微杜渐，拒溃堤于蚁穴。

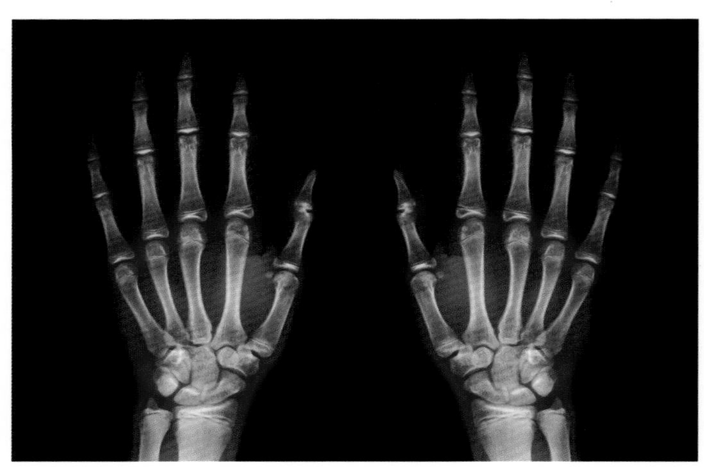

痛风石是一个可逆的过程

痛风石治疗的核心是持续地、严格控制高尿酸血症。与那些没有痛风石的患者相比，痛风石患者的血尿酸水平要控制得更低，< 300 μmol/L，但不能持续低于 180 μmol/L。实行这种更严格的血尿酸管理的目的，除了要避免新的尿酸盐在体内沉积，形成新的痛风石之外，还要尽量促使已有的痛风石溶解缩小甚至消失，以减轻体内总的尿酸负荷。当血尿酸水平持续控制达标 6 个月以上时，就可以有效减少痛风石——这一切的前提是早发现、早治疗。

什么样的痛风需要手术治疗

当痛风结晶沉积于身体各器官、组织引起器质性改变和功能损伤，甚至严重并发症出现，需采取手术治疗，阻止器官组织的进一步侵蚀破坏，改善器官功能和生活质量。下列情况需考虑手术治疗。

痛风石造成神经、血管、肌腱压迫。

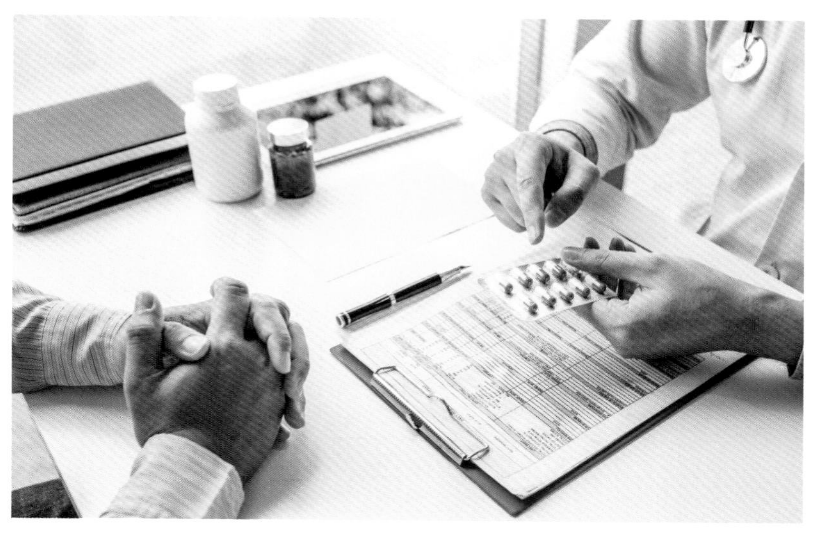

痛风石造成组织破坏逐渐性加重，导致机械性损伤，严重的畸形和感染，影响患肢功能和患者的生存质量。

痛风石破溃或即将破溃者。

痛风导致关节功能丧失的患者，可能由于长期活动受限诱发静脉血栓形成。

严重的全身多处痛风石患者。

过大的痛风石影响外观，患者应积极要求手术治疗。

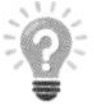

痛风小课堂

没有关节痛，只是尿酸升高需要干预吗？

Q: 体检中发现尿酸升高，但是我没有任何症状，这种情况，我该怎么办？

A: 即便是没有关节痛或其他的并发症，单纯的尿酸升高也需要重视！

我们身边可能都有这样的朋友，尿酸高了十几年，每年体检结束都会念叨几天，担心痛风，但多年不健康的饮食习惯和生活习惯就是不改，啤酒、炸鸡当夜宵；担心药物的副作用，又不愿通过药物来降低尿酸，偶尔喝点苏打水。终于有一天夜里出现了关节剧痛，再去医院检查时，血尿酸的指标已经在 500 μmol/L 以上了。

单纯的高尿酸血症虽然没有症状，但并非对人体没有危害。很多临床研究都发现，在无症状高尿酸血症患者中，有相当比例的患者已经有四肢关节的尿酸盐沉积和关节病变，并且这些尿酸盐的沉积与患者的血尿酸水平明显相关，血尿酸水平越高，越容易出现尿酸盐的沉积。俗话说："冰冻三尺，非一日之寒"，血尿酸的增高是一个日积月累的过程，关节部位的尿酸盐沉积也是一个逐渐进展和加重的过程，这个过程可能是几年，十几年，几十年，一旦遇到血中尿酸短期内急速升高或降低就可能会诱发痛风性关节炎的急性发作。一旦有第一次的发作经历，说明局部的病变情况已经达到引起关节炎发作的基本条件，所以此后血尿酸水平一有波动就会很容易再次发作。

同时，高尿酸不仅仅会诱发痛风性关节炎，还是体内重要的促氧化应激的物质——氧化应激是多种慢性病和衰老的病理基础。尿酸盐结晶也不单单在关节沉积，还会沉积在皮肤、血管、肾脏等组织和脏器，所以高尿酸血症会损害肾脏导致尿酸性肾病。高尿酸血症还和高血压、糖尿病、动脉粥样硬化密切相关，它会加重高血压、冠心病，会诱发或加重糖尿病，影响着动脉粥样硬化性心脏病的发生和发展。

我们建议，尿酸轻微升高的朋友可以先自己调控饮食和生活方式 3 个月，控制体重，保持规律的运动，适量饮水，进食嘌呤含量较低的碱性食物，来看看尿酸水平是否能回到正常。

如果有以下两种情况出现的话，无症状的高尿酸血症患者就该开始药物降尿酸了。

（1）尿酸高于 540 μmol/L，即使没有症状，也应该开始降尿酸治疗，控制的目标是 < 420 μmol/L。

（2）根据《指南》的要求，虽然尿酸水平尚在 480~540 μmol/L，但是合并一些尿酸相关的慢性疾病，为了防止这些疾病和高尿酸相互促进、彼此进展，我们也需要开始吃药降尿酸；比如，高血压、脂代谢紊乱、糖尿病、肥胖、脑卒中、冠心病、心功能不全、尿酸性肾结石、肾功能不全等，在这些情况下，我们需要让尿酸保持在 360 μmol/L 以下，防止高尿酸加重这些疾病。

如果无法判断自己是否属于这些情况，建议到医院咨询专科医生。

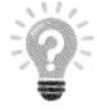

痛风小课堂

痛风性关节炎不吃药是不是也能好?

Q: 听得过痛风的朋友说，他第一次发作的时候也没管，后来就自己好了。请问这个病是不是不吃药也能好啊?

A: 的确，有一部分患者痛风性关节炎初次发作，即使不加治疗，一般会在 1~2 周内戏剧性地恢复正常，所以才有人这样解释“痛风”的“风”：来去匆匆，像风一样！这也给一部分朋友不重视痛风找到了借口。

但是，只有一小部分人痛风发作后可以自行缓解，而且，也只是常见于第一次急性痛风性关节炎发作时，不是每次都这么幸运。若急性痛风性关节炎得不到及时有效的诊治，将会转变成慢性痛风性关节炎。如果不及时控制血尿酸水平，随着时间的推移，痛风会“卷土重来”，并且发作的次数也越来越频繁，持续的时间更久，症状更严重，逐渐发展为慢性痛风性关节炎的局部骨质缺损和关节畸形。

对待疾病，还是不能手下留情，该出手时就出手。

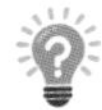

痛风小课堂

患上痛风可以像健康人一样生活吗?

Q: 痛风发作引起剧烈的疼痛，还有肾衰竭等疾病的潜在风险，那我们痛风患者还能像正常人一样生活吗？痛风的患者生活中需要注意什么呢？

A: 我们知道，痛风患者应注意改善生活方式，调整饮食，避免进食含高嘌呤食物，如动物内脏、骨髓等；鱼虾、肉、豌豆、菠菜等亦含有一定嘌呤；水果、蔬菜、牛奶、鸡蛋等则嘌呤含量较少。少饮酒，最好不饮酒。维持理想体重，适当运动，提升整体免疫力，避免受凉、受潮、过度疲劳和精神紧张，穿舒适鞋，防止关节损伤。多饮水，避免摄入含糖高的饮料，以利于尿酸从肾脏排出，维持尿酸在合适水平，避免痛风性关节炎的急性发作及肾脏损害。

对于痛风患者来说，如果能认真进行生活方式调整，并配合药物治疗，使血尿酸长期稳定在正常范围内，并避免痛风性关节炎的急性发作，不出现痛风石和肾脏损害，则完全可以带病延年，享受和正常人一样的生活。

痛风会影响寿命吗？

“长命百岁”几乎是每个人的梦想，从古至今，莫不如此。黄帝内经中记载“而尽终其天年，度百岁乃去”。美国学者海弗利克经过研究得出结论：人体约由 500 亿个细胞组成，这些细胞大部分分裂 50 次后便趋于死亡，据此推算，人类的寿命约为 120 年。

决定人的寿命的不外乎两大因素：内因是基因，外因是环境和生活习惯。中国人 1978 年人均期望寿命 68.2 岁，国家卫生健康委员会发布的《2018 年我国卫生健康事业发展统计公报》显示，我国居民人均预期寿命由 2017 年的 76.7 岁提高到 2018 年的 77.0 岁。疾病无疑是影响寿命的重要因素。

痛风的历史可追溯到 3000 多年以前，古代是“帝王将相病”，因为那时只有达官贵人更有机会接触到美食。现代人生活水平明显升高，家家“餐餐有肉，天天美酒”，痛风也随之进入寻常百姓家。痛风不喜欢独来独往，总是与它的“狐朋狗友”结伴而行，它们是“臭名远扬”的糖尿病、高血压、血脂异常，还有您痛恨的“脂肪肝”也是它的兄弟。现代研究表明，痛风是慢性肾病、高血压、心脑血管疾病及糖尿病等疾病的独立危险因素，痛风从“王者之病”变成“众病之王”。它也是过早死亡的独立预测因子。这种慢性全身性疾病，可导致多个器官的损伤，如果不加以控制，可能影响预期寿命。

看到这里，您说，痛风能不能影响寿命？能，也不能。有句老话儿：破瓦罐儿熬得过柏木筲。字面意思是说，瓦罐别看破，可它比柏木箍的桶禁用；木桶箍一散就汲不了水，还不如破瓦罐。引申义为：病病怏怏的人，反而会比表面“健康”的人长寿。所以得了痛风也不要过于悲观，天天忧心忡忡、悲悲戚戚反而不利于疾病治疗，长此以往，不用等痛风来影响您的健康，身体其他方面难保“不亮红灯”。只要好好控制，积极乐观对待，痛风患者也尽可以拥有健康美好人生，颐养天年——“命运掌握在您手中”。

痛风会遗传吗？

遗传是一件奇妙的事情。它的神奇就在于我们体内有“基因”，基因携带着所有的遗传密码，它确定了您的与众不同。在出生之前，父母已经书写好了这段神秘的基因代码，您的体质就由此确定了。

我们已经讲过，痛风由高尿酸导致，引起高尿酸的先天性嘌呤代谢障碍有两个原因：肾脏排泄尿酸减少与体内尿酸生产过多，两者均有基因遗传缺陷的参与。所以有的人生来就属于尿酸“生产过剩型”或“排泄减少型”，甚至两者兼有，这些人天生就具有高尿酸的“潜质”，正所谓“天意已定”，先天的危险潜质我们是没有办法改变的。许多代谢性疾病痛风、糖尿病、高血压、血脂异常等都有一个共同的特点，遗传和环境因素共同致病，有个形象的比喻“遗传因素将子弹上膛，环境因素扣动扳机”。

遗传确定了易患高尿酸和痛风的体质，但是并不意味着我们对它无能为力。它只是有遗传倾向，不是“遗传病”。

所谓“三分天注定，七分靠打拼”。临床上经常可以看到兄弟和父子均患痛风的“家族病”，也可以看到遍寻至亲无痛风患者的“一枝独秀”。我们尽管无法改变易患痛风的“基因密码”，但是起重要作用的生活习惯可以“我的地盘我做主”，通过后天的努力，保持良好的心态和生活习惯，我们同样可以对高尿酸和痛风“敬而远之”。

痛风能治愈吗？

很遗憾，我们目前还不能实现痛风顽疾的根治。

以当下的医疗水平和技术手段来看，尚没有“灵丹妙药”使高尿酸血症和痛风“药到病除”。所以一旦患病，往往会伴随您一生。但是不能根治，并不意味着不能治疗。痛风是一种典型的“生活习惯病”，换言之，它的发生与不良生活习惯密切相关。“解铃还须系铃人”，这就需要您痛下决心，与过去的恶习彻底拜拜，遵医嘱用药，使血尿酸达标，牢牢扼住痛风，不给它作恶的机会就等于驯服了它。

有研究表明，血尿酸达标率为 29.7% 时，痛风发作频率（每年多于两次）为 24.3%，如果将血尿酸达标率升至 95%，那么痛风发作频率将降至 8%，可见血尿酸长期达标可明显减少痛风发作频率，降低死亡风险，改善患者生活质量。

痛风会不会影响夫妻生活质量?

这是年轻“风友”们比较关心的一个问题。古人认为，酗酒和纵欲是痛风的病因，因此讽刺痛风是酒神和爱神祭坛上的祭品。另外，传统中医认为，痛风和夫妻生活都跟肾脏功能相关，痛风本身及痛风药物对肾脏的伤害会影响到夫妻生活。那么，痛风到底会不会影响夫妻生活质量呢？

痛风本身和高尿酸血症对夫妻生活并无不良影响。也就是说，痛风患者是有正常的夫妻生活和生育能力的。但是，当痛风发展到慢性期，出现关节畸形时，多少会给夫妻生活带来不便。

如果痛风患者出现了泌尿系统的痛风石，导致尿路堵塞，尿流不畅，则很容易诱发尿路感染，进而影响正常的夫妻生活。当痛风发展到后期，出现肾功能不全时，对夫妻生活的影响就更不言而喻了。

综上所述，年轻的风友不需要过于担心痛风给正常夫妻生活带来的影响，只要积极降尿酸，同时养护肾脏，就能和正常人一样享受生活。

痛风严重的并发症

前面我们已经讲过，痛风是高尿酸血症更严重的一个阶段。高尿酸血症会伴随心脑血管疾病、代谢综合征等许多严重的并发症。这里我们重点讲一下痛风伴发的肾脏损害和痛风性眼病。

肾脏损害

肾脏有强大的“忍病负重”的能力，因此大约只有 1/3 的患者在痛风病程中会出现相应肾脏损害的表现。痛风肾损害导致肾衰竭的 3 个病变主要包括急性尿酸性肾病、尿酸性肾结石和慢性尿酸性肾病。因为尿酸盐的沉积可以出现肾结石，这是痛风患者最常见的肾脏损害。早期患者容易出现夜尿增多，后期严重者可能进展为肾衰竭。有些痛风朋友可能会说：“我的肌酐水平只是稍微高一点呀，没什么事吧？”其实不是的，因为早期肾脏尚能代偿，但是肾脏损害不可逆，所有患者此时均应把尿酸控制在合理范围内，延缓肾功能的下降速度。

据统计，痛风患者 20%~25% 患有尿酸性肾病，而经解剖证实，有肾脏病变者几乎为 100%。因此也希望有这种疾病的痛风患者及时就医，以免耽误病情治疗的最佳时期。

痛风性眼病

痛风相关性眼病是由于长期高尿酸血症引起的尿酸盐结晶在眼部各组织沉积引起或未引起眼部症状的一类疾病，部分地区的痛风患者中发病率接近 1%。可累及眼睑、内眦、外眦、结膜、角膜、巩膜、眼外肌、前房、虹膜、晶状体、视网膜等眼部组织。

早在 1884 年乔纳森·哈钦森博士（Dr. Jonathan Hut-chinson）做了一个名为“某些眼部疾病与痛风的关系”的讲座。根据哈钦森博士的说法，眼疾发作的阵发性特征与痛风发作的突然发展、剧烈的疼痛和快速的缓解类似。此外，痛风患者可合并眼部结构受损，如角膜（引起角膜炎和带状角膜病）、晶状体（引起白内障）、巩膜（引起巩膜炎）、视神经（引起青光眼和视神经炎）、视网膜和血管（引起视网膜出血和血栓形成）等的相关病变。由此可见，眼病与痛风之间着实有些微妙的“关系”。

自从哈钦森博士的讲座以来，痛风和高尿酸血症患者的眼部表现一直间断被报道。

痛风患者最常见的眼部异常是由结膜和巩膜上血管充血引起的红眼，通常是双侧的。痛风早期眼表血管改变，包括弯曲、增厚、充血和持续结膜下出血。其他眼部表现包括葡萄膜炎、巩膜炎、青光眼、眼压增高。部分痛风患者出现了上皮性炎症和慢性结膜炎。此外，痛风是构成白内障发展的一个重要危险因素，痛风的持续时间与痛风患者白内障的发病率有关。另外，有研究发现，干眼症候群在痛风患者中更为普遍，但二者之间的关系有待进一步研究。

尿酸盐沉积于眼部不同位置，可以导致不同症状结节沉积于眼睑的患者反复发生睑缘炎。在眼睑皮下组织中可发现痛风石。尿酸盐沉积眼眶时，引起斜视、眼球运动受限。尿酸盐在结膜处沉积，可见大量黄白色颗粒状物质，出现异物感，长期的刺激导致结膜炎发生。尿酸盐结晶沉积于角膜基质层，可见大量白垩状沉积物。尿酸盐结晶落在巩膜，可引起巩膜炎。尿酸盐结晶沉积在前房，导致房水循环受阻，引起继发性青光眼。患者出现眼痛、头痛等症状。尿酸盐沉积于虹膜，引起虹膜睫状体炎，大多数人没有明显的临床症状，少数人可以出现结膜巩膜充血、烧灼感、视物模糊，严重者可导致眼底改变、视盘水肿、视力下降。

我们所说的“痛风石”也就是单钠尿酸盐（MSU）晶体为什么可以沉积在眼部组织呢？具体发病机制尚不明确，有说法是眼部血管解剖结构细长，且眼部温度较低，因此尿酸溶解度低，导致尿酸盐结晶沉积。但痛风石容易在无血管组织发育，这可能就解释了为什么痛风石可以沉积在角膜。此外，pH 较低、血浆与组织之间存在 pH 梯度以及局部温度降低时，尿酸溶解度差，因此更利于 MSU 晶体在角膜及结膜中沉淀。

迄今为止，痛风相关性眼病报道病例少见。可能是由于 MSU 晶体在眼部的溶解性差，导致 MSU 晶体在眼睛中的沉积较少；或者可能是由于 MSU 晶体在眼部结构中的沉积，在一定尺寸的阈值以下可能仍然无症状。因此，患者可能不会寻求眼科医生的治疗或检查。此外，在常规眼科检查中，使用眼科裂隙灯很难甚至不可能检测到 MSU 晶体沉积。

痛风小课堂

为什么痛风的发作往往是从大脚趾开始呢？

为什么痛风的发作往往是从大脚趾开始呢？这是经常困惑痛风朋友的一个问题。我们要先知道痛风是怎样发生的，痛风的发生是体内尿酸盐浓度超过其饱和度形成尿酸盐结晶沉积在关节诱发的无菌性炎症反应。任何影响尿酸盐结晶形成的因素都会影响着痛风的发作。尿酸盐结晶的形成受血尿酸水平、pH、温度、含盐量、离子强度、糖蛋白分子结构改变、创伤刺激、体内激素水平等影响。那么大脚趾处为何这么受痛风青睐呢？

首先，大脚趾第一跖趾关节处尿酸盐溶解度低，脚趾离心脏最远、皮肤最薄，温度比身体其他地方要低得多，尿酸盐溶解度低，此时最容易析出尿酸结晶体，沉积在关节处诱发痛风发作。其次，大脚趾处皮下脂肪少，血液循环较差，血尿酸非常容易析出尿酸盐结晶并沉积。最后，大脚趾处属于身体的小关节，日常走路、运动等活动比较多，承受压力大，最容易受到损伤，而尿酸在受损处更容易沉积，这也是引起痛风发作的一个诱因。

当然，痛风的发生是一个复杂的过程，部分患者第一次发作或在疾病的进展过程中也会累及全身其他关节，注意关注。

痛风小课堂

患痛风或者高尿酸血症的朋友该如何备孕呢?

随着计划生育政策的调整，这也是困扰痛风 / 高尿酸血症患者的一个问题。患有痛风 / 高尿酸血症的女性何时怀孕是最佳时机？女性备孕之前的药物如何使用才不会对胎儿造成影响？夫妻双方备孕期间痛风发作怎么办、备孕期间需要注意什么？

有研究显示高尿酸血症会影响小鼠的繁殖能力。一般建议痛风 / 高尿酸血症女性患者最好在血尿酸达标（一般血尿酸应至少 < 360 μmol/L）且稳定 3 个月以上再怀孕，一是避免痛风 / 高尿酸血症对自身及胎儿的不良影响，二是尽可能避免备孕期间痛风的反复发作。

备孕之前的药物如何使用呢？目前关于痛风相关药物对男性生育影响的研究较少。目前常用的降尿酸的药物主要有别嘌呤醇、非布司他、苯溴马隆。药物可能会影响精子或卵子的形成及质量，建议备孕期间停服降尿酸药物一段时间。每种药物的半衰期不一致，应结合药物的半衰期及精子、卵子形成时间来估计停药时间。一般建议男性患者停服降尿酸药物至少 1 个月以上，女性患者停服至少 3 个月以上再怀孕，以尽可能减少药物对胎儿的影响。

备孕期间痛风发作怎么办？备孕期间由于降尿酸药物的停用，血尿酸有所波动，有可能会引起痛风的发作，这时该怎么办呢？首先注意保护关节、注意休息，多饮水，保证每日尿量 2000 mL 以上；低嘌呤饮食；发作关节可给予冰敷、外用抗炎镇痛软膏涂抹；肿痛严重者建议可给予抗炎镇痛药物，如秋水仙碱、非甾体抗炎镇痛药物、糖皮质激素等。关于抗炎镇痛药物对男性生育影响的研究较少，根据女性妊娠期用药原则，推荐男性痛风患者急性发作时可尝试应用最低有效剂量的非甾体抗炎镇痛药物或小剂量秋水仙碱（每日 1~3 次，每次 1 片）或最低有效剂量的短效糖皮质激素（如泼尼松、甲泼尼龙等）。为最低限度减少药物对胎儿的相关影响，一般建议男性患者停服抗炎镇痛药物至少 1 个月以上，女性患者停服至少 3 个月以上再备孕。

备孕期间碳酸氢钠片能不能应用？正常情况下，女性子宫和输卵管呈碱性环境，含有较高浓度的碳酸氢根离子，可为正常受精提供保证。而男性附睾内是酸性环境，碳酸氢钠浓度较低，以保证正常的生精过程。但是目前关于碳酸氢钠对男性生育的影响暂不清楚，理论上讲长期大量应用碳酸氢钠片可能会干扰男性附睾微环境，影响精子的质量。因此，如果病情允许，建议男性痛风患者备孕期间考虑暂停碳酸氢钠片。

备孕期间由于相关药物的停用，血尿酸水平可能会有波动，此时，更需要注意生活方式的调整，以保持血尿酸的基本稳定、达标，尽可能避免痛风的发作。备孕期间应继续保持生活规律，避免暴饮暴食、剧烈活动，保护关节，避免关节受伤、受累、受寒；多饮水，严格低嘌呤饮食；戒烟戒酒，保持心情舒畅；定期监测血尿酸水平。

怀孕期女性发生痛风非常罕见，仅有少数个例报道，且均为其他病因导致的继发性痛风。需要注意的是，女性孕期高尿酸血症是先兆子痫的诱因之一，而子痫所引起的肝肾功能受损则会导致血尿酸升高，进一步诱发痛风发作。

痛风 / 高尿酸血症会对自身及胎儿产生不良影响，但目前关于备孕期间药物的应用对男性生育的影响尚不清楚，备孕期的疾病管理建议咨询专业医生，以尽可能减少疾病或药物对自身及胎儿的不良影响。建议夫妻双方身体都符合健康要求后再孕育孩子。

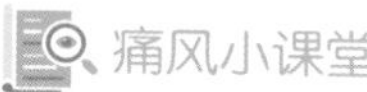

痛风小课堂

坚持吃素是不是就能避免患痛风？

答案是否定的。

已经证实，人体内血尿酸 80% 来源于自身新陈代谢，外源性食物进入体内后所产生的尿酸只占 20%，饮食控制只能减少外源性尿酸量，对内源性尿酸的产生无任何影响。

痛风是多基因遗传性疾病，遗传因素和环境因素的共同作用导致该病的发生、发展。高尿酸血症是痛风发病的首要因素，但在临床上我们观察到，高尿酸血症患者中只有 10%~20% 的患者发展为痛风，大部分高尿酸血症患者终生不发生痛风。说明高尿酸血症只是痛风发病的必要条件，而非唯一条件，遗传易感性在痛风发病过程中发挥了至关重要的作用。

“内因是变化的根据，外因是变化的条件，外因通过内因而起作用”。就好比种庄稼，需要种子、土壤和水分，三者缺一不可。土壤再肥沃，水分再充足，如果没有种子，庄稼也不会发芽。遗传易感性就好比我们体内存在的痛风的种子，有的患者体内有多粒种子，喝酒、吃海鲜相当于给“痛风种子”浇水、施肥，在充足的水分和营养供给下，“痛风种子”就会生根发芽。有的人体内没有“痛风种子”，喝酒、吃海鲜再多也不会长出痛风庄稼。

痛风种子至少包括两类，一类为痛风性关节炎的种子，另一类为高尿酸血症的种子。如果你的体内既存在痛风性关节炎的种子，又存在高尿酸血症的种子，那么单纯通过饮食限制，降低血尿酸水平，进而控制痛风是难以做到的，寻求药物治疗是在所难免的。

第4章 『小酸人』的检查与诊断

高尿酸血症的检测方法

检查是否有高尿酸血症，抽血查血尿酸就可以诊断。若第一次检测血尿酸水平 > 420 μmol/L，则需隔日或改日再抽血检测一次，两次的血尿酸水平均 > 420 μmol/L，方可诊断高尿酸血症。

根据流行病学资料，目前国际上将“小酸人”诊断定义为：正常嘌呤饮食状态下，无论男性还是女性，非同日两次空腹血尿酸水平 > 420 μmol/L，才能称为“小酸人”。就是说如果一次血尿酸测定结果偏高，则需要择日再复查一次，两次均高于 420 μmol/L 才能诊断。

检查前的注意事项

检查血尿酸时，需在清晨空腹状态下抽血送检，空腹一般指夜间禁食 8 h 以上，一般要求晚上 12 点后禁食，但可以喝水。取空腹静脉血 3 mL，不抗凝，分离血清后进行测定。

严格地说，在抽血前 3 d 应进行正常嘌呤饮食，避免吃高嘌呤

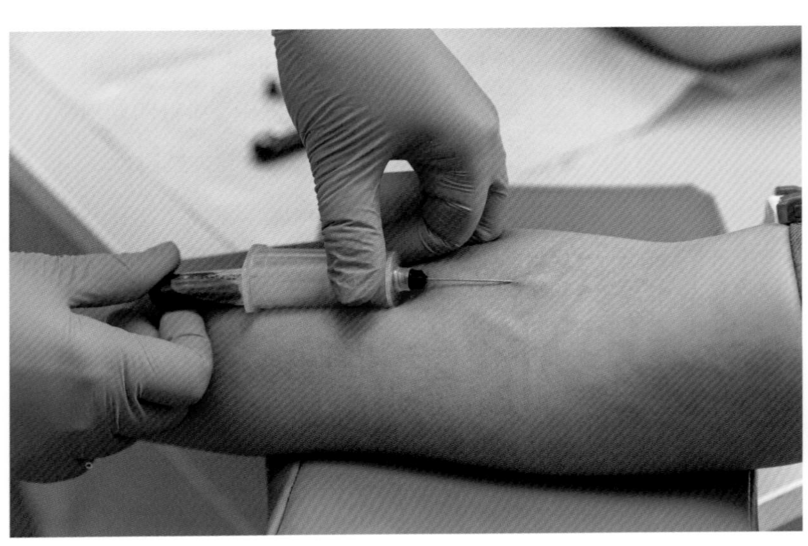

食物，如海鲜、动物内脏等，并禁止饮酒，避免剧烈运动，如长跑、负重等，因为剧烈运动可使血尿酸短期内升高。

避免可导致血尿酸升高的药物，如噻嗪类利尿剂、水杨酸类药物、抗精神病药物以及各种影响肾功能的药物，此类药物可导致血尿酸升高，若能调整，血尿酸水平多可以恢复正常。

高尿酸血症的分型诊断

诊断高尿酸血症后还需要在医生指导下，通过化验小便（尿 pH、尿尿酸）等进一步分型诊断，并做肾脏彩超（看有无结石）检查以帮助确定治疗方案。具体如下，高尿酸血症患者低嘌呤饮食 5 d 后，留取 24 h 尿，检测尿尿酸水平。根据肾脏尿酸排泄分数（FEUA）或 24 h 尿尿酸排泄量（UUE）分为以下 4 型。

肾排泄不良型：UUE ≤600（$mg \cdot d^{-1} \cdot 1.73\ m^{-2}$）且 FEUA < 5.5%。

肾负荷过多型：UUE > 600（$mg \cdot d^{-1} \cdot 1.73\ m^{-2}$）且 FEUA ≥ 5.5%。

混合型：UUE > 600（$mg \cdot d^{-1} \cdot 1.73\ m^{-2}$）且 FEUA < 5.5%。

肾排泄正常型：UUE≤600（$mg \cdot d^{-1} \cdot 1.73\ m^{-2}$）且 FEUA ≥ 5.5%。

医生建议：这些人群应该重点筛查

对于高危人群，建议每年定期进行筛查，及早发现高尿酸血症。比如高龄、家族史、肥胖、代谢综合征等因素相关人群。年龄小于 25 岁，有痛风家族史的高尿酸血症患者需要排查遗传性嘌呤代谢异常性疾病。

痛风小课堂

尿尿酸和血尿酸，傻傻分不清

经常会有患者咨询，说测尿酸为什么要抽血，不应该是化验尿液吗?

血尿酸浓度和尿尿酸浓度分别指血液和尿液中尿酸的浓度，是诊断高尿酸症、痛风的重要参考指标之一，只是检查的标本不一样。大多数诊断类的疾病是以血尿酸指标为主。

因为尿尿酸浓度所受干扰因素较多，尿尿酸浓度对痛风诊断的意义远小于血尿酸浓度。但是，尿尿酸值反映的是肾脏的尿酸排泄能力，正常人在进食高嘌呤食物或其他因素引起血尿酸浓度升高后，肾脏排泄的尿酸量会增加。

如果两种检测同步进行则可反映痛风的性质，有助于区分产生过剩型痛风和排泄不良型痛风，更有利于指导痛风用药，因此意义更大。

血尿酸标本采集方法、注意事项上面已经讲到了。而一天中尿尿酸浓度随各时段进水量的多少会发生显著变化，目前尿尿酸的浓度多指的是尿尿酸 24 h 的平均浓度。

尿尿酸标本采集方法：首先收集 24 h 尿液（一般是早上 8 点将夜尿排空后开始收集，到次日早上 8 点止），记录下尿液的总量，然后将尿液摇晃均匀，再倒出一小部分送检。夏天、高温天气等可能会干扰化验结果，这 24 h 内标本保存方法各个医院会有一些区别，患者可咨询医院检验科。尿尿酸浓度值乘以 24 h 尿液总量，就是一天尿酸的排泄总量。

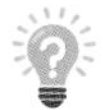
痛风小课堂

如果想诊断是否患了痛风，一般都需要做哪些检查呢?

痛风的诊断一般比较容易，单纯诊断所需的检查相对较少。根据患者的症状、体征、血尿酸、受累关节超声 / 双源 CT/X 线片，基本可以明确痛风的诊断。

但痛风 / 高尿酸血症是全身性疾病，为了进一步详细评估自身情况及血尿酸 / 痛风对身体造成的损害，指导选择合适的治疗方案，可进一步完善如下检查。

血常规、血沉、C 反应蛋白检查

检测血常规主要是评估炎症相关细胞有无升高及升高程度、有无贫血等，协助鉴别有没有继发性痛风相关的因素；血沉、C 反应蛋白可以帮助了解机体的炎症反应情况。

血生化检查

血生化检查包括血糖、血脂、肝肾功等的检测，高尿酸血症不是一种独立的疾病，常和多种代谢性疾病伴发，检测血糖、血脂可以帮助了解机体糖脂代谢情况，早期发现，早期干预。痛风 / 高尿酸血症会引起肝肾功能异常，而且应用治疗痛风 / 高尿酸血症的药物之前最好了解一下肝肾功能基础，可以指导药物选择。

24 h 尿尿酸排泄量，24 h 尿尿酸排泄分数

这个检测最好在痛风缓解期做，而且检测前尽量不要应用影响尿酸代谢的药物。该检测可以帮助了解患者体内尿酸代谢情况，指导降尿酸药物的选择。

抗核抗体及滴度、风湿四项检查

检测抗核抗体及滴度、风湿四项主要用于痛风性关节炎的鉴别诊断，可以协助鉴别有无类风湿关节炎或其他结缔组织病伴发的关节炎。

尿常规、尿微量白蛋白 / 肌酐测定，肿瘤标志物测定

尿常规可以检测尿 pH、尿比重、尿糖、尿蛋白、尿潜血等，尿 pH 可以反映患者的尿液酸碱情况，指导碱化尿液药物治疗；尿比重可以协助评估有无肾小管受损；尿糖可以反映肾脏排糖情况；尿潜血可以帮助提示有无肾结石等；尿微量白蛋白 / 肌酐测定可以早期发现有无肾小球功能受损。痛风和肿瘤有一定关系，肿瘤标志物可以帮助早期筛查肿瘤，也有助于鉴别继发性痛风。

消化系统、泌尿系统超声检查

痛风 / 高尿酸血症患者易合并脂肪肝、肾结石等，完善超声检查可以帮助评估，早发现、早干预。

***HLA-B5801* 基因检测**

应用别嘌呤醇治疗之前，建议完善该检测，如果 *HLA-B5801* 基因检测阳性，提示应用别嘌呤醇发生严重超敏反应的风险较高，不建议应用。

合并糖尿病者，完善 *HbA1c* 检测、胰岛功能评价（胰岛素或 C 肽释放试验）；对可疑糖尿病患者均应做口服葡萄糖耐量试验（OGTT），监测血糖。

心电图、心脏彩超、双颈动脉、双肾动脉、双下肢动脉彩超检查

痛风 / 高尿酸血症会影响患者的心脏功能，完善这些检查可协助评估心脏及血管情况。

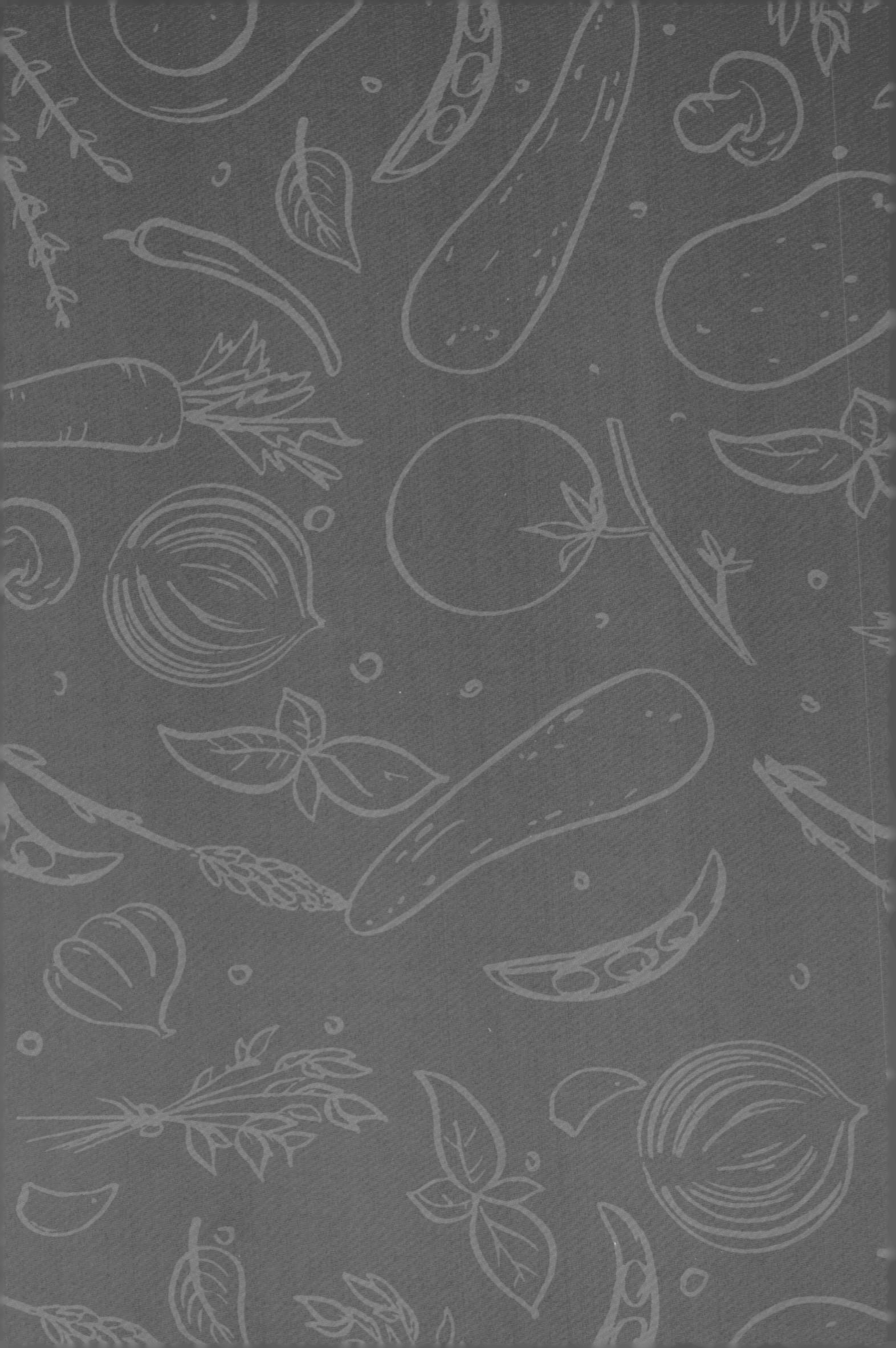

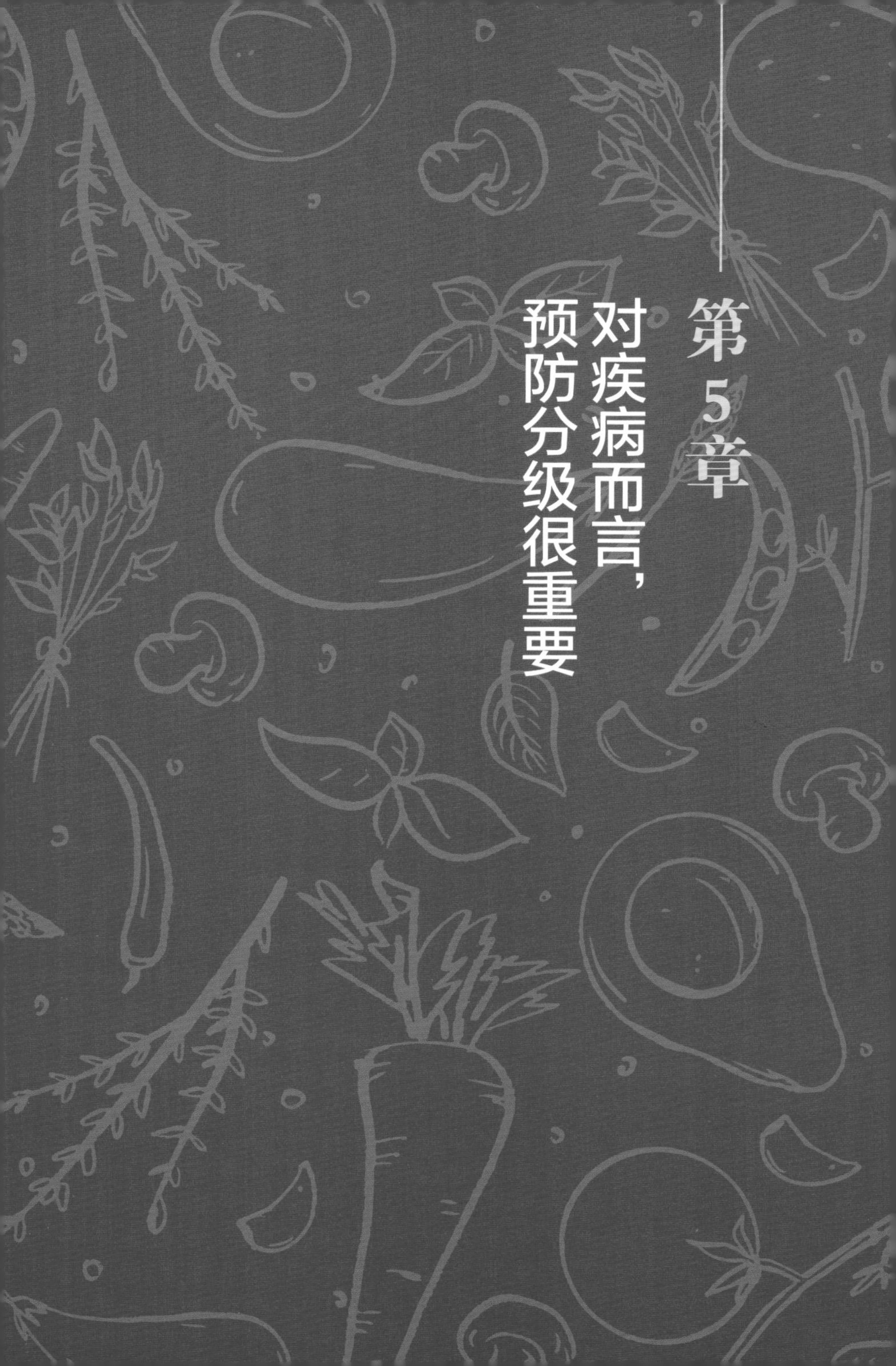

第5章

对疾病而言，预防分级很重要

相传名医扁鹊，就是那位发现蔡桓公病入膏肓，却没能有机会给他治病的神医，在被人问及他一家三兄弟谁的医术高明时说：“大哥医术最好，在患者自己还不知道有病之前就铲除了病根，结果医术却不被人认可；二哥在病初起症状还不明显时就能药到病除，结果人们都认为二哥只是治小病很灵；我在病情十分严重时治病，此时患者痛苦万分，家属心急如焚，我使患者的病情缓解或很快痊愈，结果我闻名天下。”其实，扁鹊三兄弟对病患进行的处置，以现代医学的视角，就可以认为是一级、二级和三级预防。

预防的原则

对疾病而言，预防分级很重要，谈预防高尿酸血症和痛风之前，先来了解下什么是一级预防。有读者可能要问，一级预防是什么？四个字都认识，放到一起怎么就有种“不明觉厉”的感觉！莫不是还有什么二级预防、三级预防？答对了！真的还有二级预防和三级预防。敲黑板，划重点，疾病的预防分级标准在这里：

疾病预防的分级原则是：

一级预防：纠正可控制的疾病危险因素，预防疾病的发生。

二级预防：及早检出并有效治疗疾病。

三级预防：延缓与防治疾病的并发症。

2000 多年过去了，我们当然要争取像扁鹊长兄一样采用一级预防方案，在疾病发病之前就铲除病根，才是正确的健康观念。

回到痛风的一级预防，由于高尿酸血症是痛风发生的基础与关键因素，防止高尿酸血症的发生理所当然是痛风一级预防的核心。

要防止高尿酸血症的发生，面对的第一个问题就是：谁应该重视痛风的预防？答案显而易见，当然是痛风发生风险更高的人。

研究发现，性别、年龄、种族、遗传因素、肥胖、疾病状态、饮食习惯以及生活方式都与痛风的发生风险有关。

性别：男性痛风发生风险更高，是女性的 3~4 倍。

年龄：随着年龄的增长，痛风的发生风险显著增高。

遗传因素：现在已经发现一些基因与痛风的发生密切相关，如，*SLC22A12*、*SLC2A9*、*ABCG2* 基因。

肥胖：中国成年人 BMI 正常值范围为 18.5~24 kg/m^2，超过 24 kg/m^2 则属于超重，大于或等于 28 kg/m^2 则属于肥胖，肥胖人群的痛风风险也比正常体重人群显著增高。

疾病状态：代谢综合征、2 型糖尿病、高血压、高脂血症、冠心病、卒中、慢性肾病等疾病患者发生痛风的风险较健康人群更高。

饮食习惯：饮酒，高嘌呤含量食物，果糖类甜饮料等饮食习惯都与痛风发生风险增高有关。

生活习惯：久坐与缺乏运动的生活习惯也增加痛风发生的风险。

所以，如上所述的老年男性，肥胖人群，存在代谢综合征、2 型糖尿病、高血压等基础疾病患者，以及存在易发生痛风的饮食、生活习惯的人群，都应该关注自己的血尿酸水平并注意预防高尿酸血症的发生。当然，如果没有上述情况，但在常规体检中发现血尿酸水平升高超过正常值，同样应该采取有效措施防止高尿酸血症。

痛风是一种生活方式病

预防高尿酸血症就要积极纠正高尿酸血症及痛风的危险因素。前面提到的危险因素中性别、年龄、种族以及遗传因素都属于不能改变因素。而肥胖、疾病状态、饮食与生活习惯则是可以改变的。所以预防高尿酸血症，如果存在代谢综合征、2 型糖尿病、高血压等疾病首先要积极治疗这些基础疾病，肥胖的要有效减重，同时纠正不良的饮食与生活习惯。而无论是肥胖患者的减重，还是代谢综合征、

2 型糖尿病、高血压等基础疾病的治疗管理中，生活方式的改变都具有基础和重要的作用，所以毫无疑问，对于痛风高风险人群，积极有效地改善生活方式，远离致病的高危因素是痛风一级预防的基础。

痛风在世界范围内的发病率为 0.1%~10%，我国痛风的发病率逐年上升。相比于痛风的逐年上升态势，群众对于痛风的了解以及管理意识是不够的。有研究表明，71% 的患者痛风未得到有效的控制，84% 的患者在近期痛风发作过程中感到剧烈疼痛，且绝大多数患者未进行规律的血尿酸监测及随访。而痛风长期管理不当反复发作，会导致慢性痛风性关节炎，进而有可能造成关节破坏与畸形，导致关节残疾，极大地影响生活质量。如大量尿酸盐在肾脏沉积，则有可能损伤肾脏。据世界卫生组织（WHO）统计，约 25% 的痛风患者可出现肾衰竭，长期可发展成尿毒症。因此，科学合理的管理是痛风的预防及治疗的关键，定时监测，尽早干预，合理用药。

改善生活方式是基础，如何科学地改善生活方式，这里主要讲一讲饮食、运动与体重管理三部分内容。

饮食

对于痛风风险高的患者，不合适的饮食不但会进一步增高发病的风险，而且往往会扮演着压倒骆驼的最后一棵稻草的角色。

预防痛风，第一个在饮食方面要注意的是避免高嘌呤饮食的摄入。动物肝脏、海产品以及富含嘌呤的动物肉类及植物都要限制食用。

第二个在饮食方面要注意的是饮酒。乙醇可以促进体内嘌呤的代谢及抑制尿酸的排泄，因此饮酒会导致高尿酸血症。建议每日总体饮酒量男性不超过两个酒精单位，女性不宜超过 1 个酒精单位（1 个酒精单位约合 14 g 纯酒精）。1 个酒精单位相当于酒精度 12% 的红葡萄酒 145 mL、酒精度 3.5% 的啤酒 497 mL 或酒精度 40% 的蒸馏酒 43 mL。

第三个在饮食方面要注意的是要减少含较多果糖的食品。因为果糖可以通过促进体内嘌呤代谢而增高血尿酸水平，同样可以导致尿酸排出减少而增高血尿酸水平。

有利于控制高尿酸血症及痛风预防的食物如下。

乳制品：乳制品的摄入会显著降低血尿酸水平。建议每日饮用脱脂或低脂乳类及其制品 300 mL。

维生素 C：维生素 C 具有增加尿酸从尿液中排出的作用，进而降低血尿酸水平。

咖啡：研究发现饮用咖啡会导致血尿酸水平的下降。

水果和蔬菜：增加水果和蔬菜的摄入可增加尿酸经尿液排出体外，有利于降低血尿酸水平。

运动

缺乏运动和久坐已经确定显著增加痛风发生风险。

中等强度的有氧运动有利于降低痛风发生风险。建议每周至少进行 150 min（30 min/d，5 d/ 周）、中等强度（运动时心率在（220–年龄）×（50%~70%）范围内）的有氧运动。

在进行科学运动的同时，还要注意避免久坐，现在很多上班族工作起来一坐就是一整天，而每天静坐时间超过 10 h 痛风的风险就会显著增加了。所以建议大家，特别是办公室工作人员，在日常工作中有效穿插身体活动，避免久坐，预防痛风。

体重管理

肥胖明显增加高尿酸血症及痛风发生的风险，减重既能增加尿酸的排出，也同时降低尿酸的生成，肥胖者的有效减重可以降低痛风的风险。因此建议将体重控制在正常范围（BMI 18.5~23.9 kg/m^2）。但要注意的是，为实现有效预防痛风，应通过膳食调整及合理运动逐渐实现体重控制，如果突然体重下降反而会导致尿酸再吸收的增加而使血尿酸水平增加，这就欲速则不达，得不偿失了。

高风险人群是预防的重点

痛风的管理中降低血尿酸水平是非常关键的一环，血尿酸长期达标可明显降低痛风发作频率、预防痛风石形成、防止骨破坏、降低死亡风险及改善患者生活质量，是预防痛风及其相关并发症的关键。定期监测血尿酸水平显得尤为重要。据统计，我国高尿酸血症患病率为 13%，男性高达 18.5%，女性略低为 8.0%。我们知道高尿酸血症是痛风最重要的危险因素，高尿酸血症长期不进行管理可能发展成痛风。因此，从源头上进行尿酸水平的监控显得十分重要。那么，哪些人群需要接受尿酸监测呢？我们总结了如下几点。

有急性单关节炎病史者，提示痛风。

有慢性痛风或痛风史者。

尿石症患者，作为治疗的一部分。

恶性肿瘤患者，特别是接受癌症化疗的患者。

接受已知可引起高尿酸血症药物的患者（长期服用利尿剂（如呋塞米、氢氯噻嗪）、抗高血压药物（如美托洛尔、硝苯地平）、阿司匹林、烟酸、利福平、环孢素、喹诺酮类抗生素等都会影响尿酸的排泄与重吸收）。

慢性肾病患者。

心血管疾病患者。

代谢综合征患者。

高尿酸血症患者。

尿酸监测的目标

有研究表明，71% 的患者痛风未得到有效的控制，84% 的患者在近期痛风发作过程中感到剧烈疼痛，且绝大多数患者未进行规律的血尿酸监测及随访。而痛风长期管理不当反复发作，会导致慢性痛风性关节炎，进而有可能造成关节破坏与畸形，导致关节残疾，极大地影响生活质量。如大量尿酸盐在肾脏沉积，则有可能损伤肾脏。据世界卫生组织统计，约 25% 的痛风患者可出现肾衰竭，长期可发展成尿毒症。因此，科学合理的管理是痛风的预防及治疗的关键，具体措施包括定时监测、尽早干预、合理用药。

患者需将血尿酸水平控制在目标范围 240~420 μmol/L，合并高血压、高血脂、糖尿病、肥胖、脑卒中、冠心病、心功能不全、尿酸性肾石病、肾功能损害（≥CKD2 期）的患者，需控制在 240~360 μmol/L。

充分预防“四手联弹”的风险

我们都知道，高血压、高血脂、高血糖被老百姓称为“基础病”，是说这三种病会引发其他许多疾病。而高尿酸血症被称为第四高，完全是因为这几种疾病之间高度伴发，相互影响，会对健康产生严重危害。因此，预防“三高”症对预防高尿酸血症具有非常重要的意义。

其中相互影响的机制，我们在高尿酸血症并发症的部分已经详细地介绍过了，那么接下来，我们再来强调以下几点。

高尿酸血症与高血压、高血糖、高血脂都是需要终身治疗的疾病。

血脂中包含很多成分，有些高了对身体有害，比如胆固醇、甘油三酯、低密度脂蛋白等，有些低了对身体不利，比如高密度脂蛋白，因此称为血脂异常或脂代谢紊乱更科学。

医生比较关注血脂中的胆固醇、甘油三酯、低密度脂蛋白和高密度脂蛋白，高尿酸与甘油三酯关系最密切，血尿酸越高，甘油三酯升高越明显，而与胆固醇关系相对远些。

痛风患者 10 人中有 7~8 人同时患有高血压。10 个高尿酸血症患者中有 5~8 人合并高甘油三酯血症，而高甘油三酯患者中患高尿酸的风险是正常甘油三酯人群的 2~3 倍。

通俗地讲，血糖在介于正常和糖尿病之间的人群，还没发展为糖尿病，这个阶段被称为“糖耐量异常”。要评估有没有糖尿病的危险因素，如，腹型肥胖、高脂血症、不运动、熬夜、饮酒、生活不规律、糖尿病家族史、高血压病、痛风、高尿酸血症、冠心病等，如果通过生活方式积极干预和（或）药物干预，这类人群有可能恢复为正常人，或者延缓发展为糖尿病的时间。如果不进行干预生活方式和（或）药物治疗，任其发展，有可能很快发展为糖尿病，所以这个时间窗口很重要，关键是取决于患者有没有意愿和毅力配合改变生活方式。

关于代谢综合征，目前的美国国家胆固醇教育计划成人治疗组（NCEP-ATP Ⅲ）标准将代谢综合征定义为具备以下 5 项特征中的任何 3 项。

腹型肥胖，定义为男性腰围≥102 cm，女性腰围≥88 cm。

血清甘油三酯≥1.7 mmol/L，或使用药物治疗高甘油三酯血症。

血清高密度脂蛋白胆固醇（HDL-C）：男性＜1 mmol/L，女性＜1.3 mmol/L，或者使用药物治疗低 HDL-C 血症。

血压≥130/85 mmHg 或使用降压药物。

空腹血浆葡萄糖（FPG）≥5.6 mmol/L，或使用药物治疗血糖升高。

如何改变代谢综合征？

改变生活方式。强调减轻体重和增加体育锻炼的积极生活方式是代谢综合征的一线治疗方法。减轻体重的最佳方法是多方面的，包括膳食、锻炼和可能需要的药物治疗（如奥利司他）。一些膳食方式已经被提倡用来治疗代谢综合征。大部分代谢综合征患者均超重，减轻体重是任何膳食治疗的重要目标，减轻体重可以提高胰岛素敏感性。

饮食习惯。地中海饮食可能有益，由多水果、蔬菜、坚果、全谷类和橄榄油等食物构成。与强调选择健康食物的减重饮食相比较，终止高血压膳食疗法（每日钠摄入量限定为 2400 mg 以内，奶制品的摄入高于地中海饮食)更好地改善了甘油三酯、舒张压和空腹血糖。

低血糖指数食物有可能改善血糖和血脂异常。低血糖指数 / 低血糖负荷、以全谷类和果蔬替代精制谷类并且无高血糖饮料的饮食对代谢综合征患者可能尤为有益。

在减轻体重方面，高纤维膳食（≥30 g/d）与 AHA 推荐的更为复杂的膳食效果相似，后者包括水果、蔬菜、全谷类、高纤维、瘦肉蛋白和植物蛋白，减少含糖饮料摄入，以及节制饮酒或不饮酒。

锻炼。锻炼不仅有利于减轻体重，还可能更有选择性地消除腹部脂肪。目前的体育锻炼指南推荐使用可行的、规律的以及适度的锻炼方案。推荐的标准锻炼方法是，每日进行不少于 30 min 的中等强度的体育锻炼（例如健步走）。

2 型糖尿病的预防。临床试验已表明，生活方式改变可使患者发生 2 型糖尿病和 CVD 的风险大幅降低。

目前的推荐意见为通过以下措施治疗空腹葡萄糖受损（impaired fasting glucose, IFG）和糖耐量异常（impaired glucose tolerance, IGT）：

减轻基线体重的 5%~10%，每日进行至少 30 min 的中等强度体育锻炼，以及膳食中降低饱和脂肪、反式脂肪、胆固醇和单糖摄入量并增加水果、蔬菜和全谷类的摄入。

对于某些同时具有 IFG 和 IGT 的患者可以考虑使用二甲双胍，此外，当患者达到糖尿病的诊断阈值时，推荐立即开始二甲双胍治疗。

降低心血管风险。减少 CVD 危险因素的方法包括：根据相关指南推荐来治疗高血压、戒烟、控制糖尿病患者的血糖以及降低血清胆固醇等，建议咨询专业医师，合理选择治疗方法。

我们在门诊接受咨询的时候，经常会遇到这样的朋友，他们自诉平时生活很注意，健康饮食，适量运动，心情舒畅，但为什么还是得了高尿酸血症。人体本就是一个非常精密的系统，影响疾病发生的因素很多，包括遗传、环境、饮食、地域等。我们不能说所有的疾病都可以预防，但降低风险还是可行的。对每个个体来说，他们所承担的风险都不一样。形象一点说，就像跑步，终点是疾病的发生，大家起点不一样，奔跑速度不一样，结果也就不一样。

那么对于已经发生了高尿酸血症和（或）痛风的朋友来说，我们应该在日常生活中注意哪些方面呢？

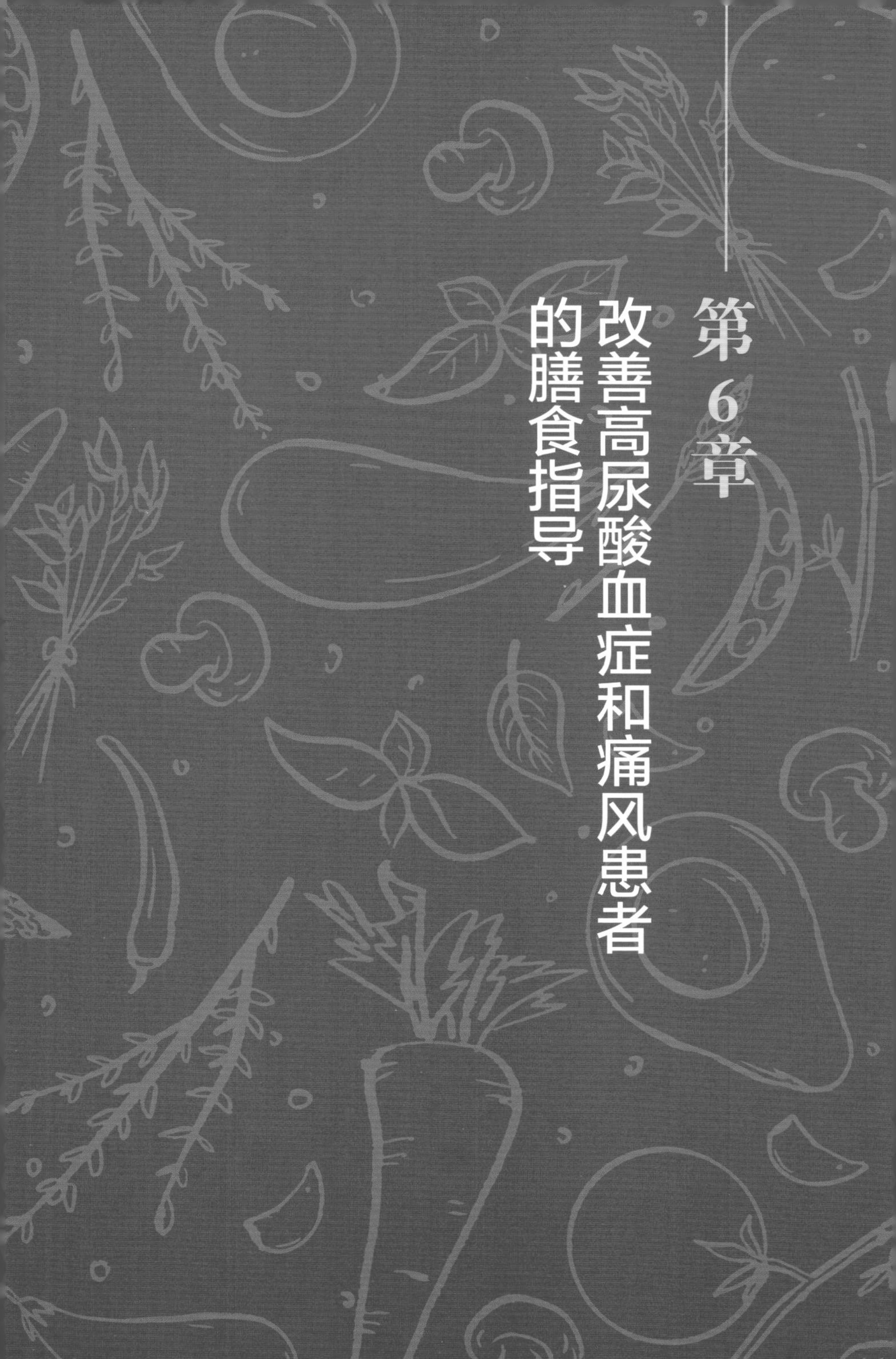

第6章 改善高尿酸血症和痛风患者的膳食指导

膳食指导，应该基于个体化原则，也就是说要因人制宜。总体上来说，通过医学营养治疗，减少外源性嘌呤摄入，减轻血尿酸负荷，降低痛风发生的风险或减少痛风急性发作的次数，延缓相关并发症地发生与发展；促进并维持机体适宜的营养状态，配合规律降尿酸药物治疗，预防及配合治疗相关疾病，改善临床结局。

饮食治疗是高尿酸血症与痛风患者管理非常重要的环节，高尿酸血症及痛风的饮食控制不仅包括饮食种类的选择，还要进行饮食结构的调整。合理控制饮食，减少热量的总摄入量。我们提倡适当控制嘌呤，而不再只是严格限制嘌呤食物。

风从口出，痛风患者饮食治疗的十大原则

饮食治疗可以降低 10%~18% 的血尿酸水平，或者使血尿酸降低 60~90 μmol/L。我们通过巧妙地“吃”，阻断痛风的“元凶”——嘌呤的来路，也就是少吃肉类等；拓宽它的去路，也就是让它多排泄出去；从而降低身体内的尿酸水平，最终达到将痛风“吃出去”的目的。

原则一，不要吃太多食物，适度保持身材。肥胖，是痛风的高危因素。太胖或太瘦对身体都是有害的，适宜的体重才是健康的。而每个人适宜的体重都不一样，这与我们的身高有关。大致上，我们可以通过以下的公式来评估：身高（单位：cm）−105，其结果就是我们的理想体重（单位：kg）。如果现在比较胖，那就需要慢慢减肥，每周减轻体重 0.5~1.0 kg 比较合适。减重太快，我们的身体也会承受不了，可能会出现比如营养缺乏、诱发痛风等。

原则二，饮食结构要合理。我们日常饮食主要包括三种营养素：碳水化合物、脂肪和蛋白质。简单来讲，碳水化合物就是米、面、谷等主食，脂肪就是食用油、肥肉等，蛋白质就是肉类、蛋类和奶类等。碳水化合物应占每日总热量摄入的 50%~60%，脂肪占

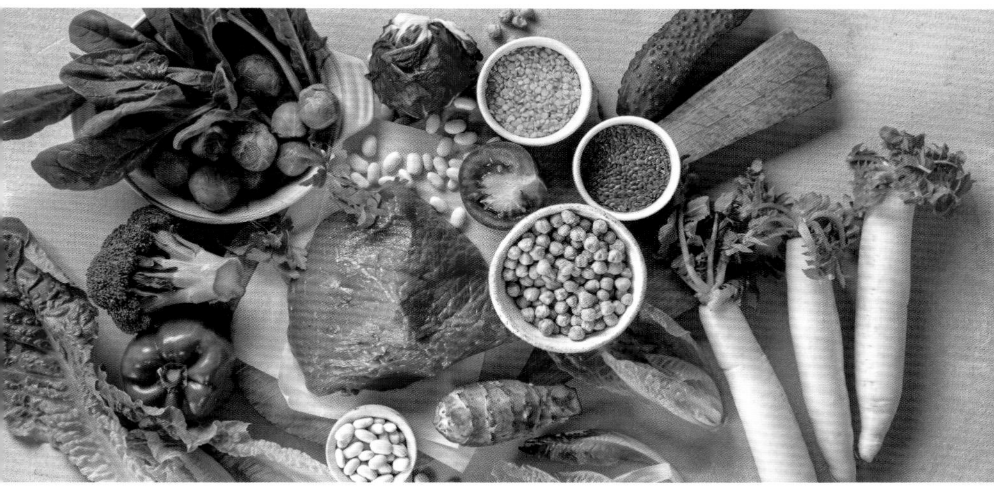

20%~30%，蛋白质占 15%~20%。需要注意的是，比较胖的人或者血脂高的人不能摄入过多脂肪，否则会变得更胖，加重高血脂。另外，对于肾功能不全的患者，要根据医生的建议，吃低蛋白质的饮食。

原则三，多吃低嘌呤食物。低嘌呤主食包括米、麦及其制品。各种蛋类也是低嘌呤食物，注意蛋类的嘌呤主要在蛋黄，蛋白中几乎不含嘌呤。奶制品、大部分蔬菜（例如芥菜、花菜、海带、白菜、萝卜、番茄、黄瓜、茄子、洋葱、土豆、竹笋）和水果（例如桃、杏、梨、香蕉、苹果）等，这些都属于低嘌呤食物，我们可以放心食用。

原则四，少吃富含嘌呤的食物。高嘌呤食物会产生大量的尿酸，使血尿酸浓度升高，引发痛风，因此我们应少吃高嘌呤食物。这类食物包括动物性高蛋白食品，如动物内脏（家禽、家畜的肝、肠、心、肺、胃、肾、脑、胰等，肉馅、肉脯），部分水产（鲢鱼、白鲳鱼、鱼皮、鱼卵、鱼干、沙丁鱼、凤尾鱼）以及各种浓荤汤汁（火锅汤、肉汤、鱼汤、鸡汤）。

原则五，少喝富含果糖的饮料。摄入大量果糖后，这些狡猾的

“小东西”在体内会变成制造嘌呤的原材料，使得嘌呤增多，从而尿酸合成增多，同时果糖也会减少尿酸的排出。综合起来，尿酸的来源多了，去路少了，尿酸水平一下子就升上来了。所以，富含果糖的饮料，主要是果汁、甜饮料和蜂蜜，可引起痛风。需要注意，与上面提到的富含果糖的饮料相比，普通水果中果糖含量并不高，每日吃 200~350 g 的新鲜水果对身体有益无害。

那么，我们自己用榨汁机制作的果汁可以替代水果吗？答案也是否定的，因为在压榨过程中，水果中的维生素 C 被氧化而失去营养价值，同时我们会把果渣过滤掉，这样大量的食物纤维就被丢弃了；另外为了榨一杯果汁，我们往往需要多个水果，无形之中摄入的果糖就超标了。所以，生吃水果是最健康、最方便的方式，性价比最高。

原则六，多饮水。每天应保持饮水量 2000 mL 以上。在痛风急性发作期，还应该适当增加饮水量，白开水、淡茶水或矿泉水都可。多饮水，增加尿酸从体内排出，以减少痛风发作；同时，多饮水还可预防尿路结石的发生，减缓痛风对肾脏的损害。在急性发作期，大量饮水也能够缓解痛风关节炎的疼痛及红肿症状。

我们建议，要经常主动喝水，不要等口渴了再临时性暴饮，这样“临阵磨枪”效果不好。同时建议大家不要在饭前短时间内和饭后立即喝大量的水。合适的饮水时间为两餐之间、晚间及清晨。但需注意提醒大家的一点是，当出现肾功能不全时，饮水要适量，否则会增加肾脏负担，此时请谨遵医嘱。

原则七，多吃新鲜蔬菜。嘌呤含量较低的蔬菜包括卷心菜、芹菜、胡萝卜、黄瓜、茄子、番茄、萝卜、莴笋、豆芽菜、菜花等。

原则八，多吃奶制品，尤其是低脂或脱脂奶制品。牛奶以及牛奶制品，可以降低血尿酸水平，减少痛风发生。可以是鲜奶，也可以是奶粉、奶酪、羊奶等。建议每日饮用脱脂或低脂乳类及其制品 300 mL。

原则九，限酒或禁酒。乙醇会使尿酸的排泄减少。啤酒含有大量嘌呤，可进一步升高体内血尿酸的浓度。本来血尿酸水平就高，喝酒以后，更容易发生痛风性关节炎，带来令人痛不欲生的“痛”。除了酒类以外，任何含酒精的饮料也不能无节制地多喝。

如果无法做到禁酒，那么我们建议男性每天的饮酒量不宜超过两个酒精单位，女性不宜超过 1 个酒精单位，1 个酒精单位约合 14 g 纯酒精。用不同的酒类品种表示，大约相当于 145 mL 红葡萄酒（12% vol.），497 mL 啤酒（3.5% vol.），43 mL 蒸馏酒（40% vol.）。

原则十，戒烟。经常吸烟者比偶尔吸烟者发生痛风或高尿酸血症的风险增加 35%，偶尔吸烟者比几乎不吸烟者发生痛风或高尿酸血症的风险增加 35%。所以建议痛风或高尿酸血症患者戒烟。

高、中、低嘌呤食物之我见

食物的嘌呤含量各不相同

我们根据食物中嘌呤含量的多少，将食物分为以下 4 种：微嘌呤食物，每 100 g 食物嘌呤含量低于 25 mg；中低嘌呤食物：每 100 g 食物嘌呤含量 25~75 mg；中嘌呤食物：每 100 g 食物嘌呤含量 75~150 mg；高嘌呤食物：每 100 g 食物嘌呤含量 150~1000 mg。如表 6-1 所示。

表 6–1　不同嘌呤含量的食物分类

嘌呤含量	食物类别	食物清单
高嘌呤食物（嘌呤含量 > 150 mg/100 g）	动物内脏	肝、肾、脑、脾、肠等
	部分水产品	带鱼、鲶鱼、鲢鱼、鲱鱼、沙丁鱼、凤尾鱼、基围虾等
	部分汤	浓肉汤、浓鱼汤、海鲜火锅汤

续表

嘌呤含量	食物类别	食物清单
中嘌呤食物 嘌呤含量在 75~150 mg/100 g	各种畜肉	猪、牛、羊、驴肉等
	禽肉	鸡、鸭等
	部分鱼类	鲈鱼、鲤鱼、鲫鱼、草鱼等
	甲壳类	牡蛎肉、贝肉、螃蟹等
	干豆类	黄豆、黑豆、绿豆等
中低嘌呤食物 嘌呤含量在 25~75 mg/100 g	深绿色嫩茎叶蒜	菠菜等绿叶菜、芦笋等嫩茎
	花类蔬菜	白色菜花等
	嫩豆类蔬菜	毛豆、嫩豌豆等
	部分水产类	三文鱼、金枪鱼等
	大豆制品	豆浆、豆干、豆皮、腐竹、豆腐等
低嘌呤食物 嘌呤含量 < 25 mg/100 g	奶类	牛奶
	蛋类	鸡蛋等
	浅色叶菜	大白菜等
	根茎类蔬菜	土豆、芋头、白薯、木薯
	茄果类蔬菜	番茄、茄子等
	瓜类蔬菜	冬瓜等
	部分杂粮	小米、荞麦、燕麦
	水果	樱桃、苹果、草莓等
	精米白面	米饭、馒头等

控制嘌呤摄入，减少发作风险

高尿酸血症以及痛风，与遗传或者说先天嘌呤代谢障碍相关，但大多数人认同生活方式影响尿酸水平，要注意嘌呤摄入，特别强调饮食的意义。摄入大量富含嘌呤的食物的确是诱发暂时性高尿酸血症并导致痛风急性发作的原因之一，所以痛风患者应该坚持低嘌呤饮食。

事实上外源性的嘌呤只占 20%，而且有专家认为血尿酸的波动影响痛风的发作，于是要求饮食习惯需要保持相对稳定，于是，对于嘌呤含量不同的饮食方式需要慢慢改变，避免尿酸的较大波动诱发痛风急性发作。

研究发现，摄入过多肉类和海产品会提高血中尿酸的水平，加重人们患痛风、代谢综合征、2 型糖尿病和心血管疾病的风险。坚持用低嘌呤膳食可能有助于缓解痛风的临床症状和降低血尿酸的水平，有助于高尿酸血症和痛风的预防和治疗。

不同种类动物性食品中嘌呤的含量有很大差异，内脏和含水量较低的食品（如肝脏、干面条鱼和烤虾等）普遍高于其他食品，鱼虾蟹贝类食品嘌呤含量也较高，肉和肉制品次之，血制品最低。

畜肉中，猪肉最高，畜类内脏中，猪肝最高；禽肉中，鸡肉最高，约是鸭肉和鹅肉的 2.5 倍，禽类内脏中，鸭肝最高；鱼虾蟹贝类食品中，虾类含量最高。如表 6-2 所示。

表 6–2　常见动物性食物嘌呤含量

食物名称	嘌呤含量 /（mg/kg）	食物名称	嘌呤含量 /（mg/kg）
鸭肝	3979.0	河蟹	1470.0
鹅肝	3769.0	猪肉（后臀尖）	1378.4
鸡肝	3170.0	草鱼	1344.4
猪肝	2752.1	牛肉干	1274.0
牛肝	2506.0	黄花鱼	1242.6
羊肝	2278.0	驴肉加工制品	1174.0
鸡胸肉	2079.7	羊肉	1090.9
扇贝	1934.4	肥瘦牛肉	1047.0
基围虾	1874.0	猪肉松	762.5

一般认为动物性食品中嘌呤含量较高，我国食物成分表中，不

同地区品种食物，甚至相同食物的不同部位、不同季节都有可能不同，因此这些数据仅供参考。常见植物性食物嘌呤含量如表 6-3 所示。

表 6–3 常见植物性食物嘌呤含量

食物名称	嘌呤含量 /（mg/kg）	食物名称	嘌呤含量 /（mg/kg）
紫菜（干）	4153.4	豆浆	631.7
黄豆	2181.9	南瓜子	607.6
绿豆	1957.8	糯米	503.8
榛蘑（干）	1859.7	山核桃	404.4
猴头菇（干）	1776.6	普通大米	346.7
豆粉	1674.9	香米	343.7
黑木耳（干）	1662.1	大葱	306.5
腐竹	1598.7	四季豆	232.5
豆皮	1572.8	小米	200.6
红小豆	1564.5	甘薯	186.2
红芸豆	1263.7	红萝卜	132.3
内酯豆腐	1001.1	菠萝	114.8
花生	854.8	白萝卜	109.8
腰果	713.4	木薯	104.5
豆腐块	686.3	柚子	83.7
水豆腐	675.7	橘子	41.3

表 6-2、表 6-3 内容摘自中华人民共和国卫生行业标准，《高尿酸血症与痛风患者膳食指导》（WS/T 560—2017）。

痛风不同时期对饮食的要求不同

痛风分期最早由山东省痛风病临床医学中心提出，根据痛风发生、发展的不同阶段，将痛风分为高尿酸血症期、急性痛风性关节炎期、间歇期、慢性痛风性关节炎期和（或）肾病期共四期。

对于痛风和高尿酸血症的人，高嘌呤食物应该尽量避免；中高嘌呤食物应该严格限量，在急性发作期不能食用；在疾病缓解期，可适量选用；低嘌呤食物，几乎无须顾忌其嘌呤含量。

对于痛风患者不管在急性发作期还是缓解期，都要对嘌呤含量高的食物敬而远之。有高尿酸血症的患者在食物选择中也要尽量避免选择高嘌呤食物。

痛风急性发作时如何饮食

对于处在痛风急性期出现关节疼痛等症状的患者，为了尽快缓解症状，日常生活中应该如何选择食物，我们给出以下几方面建议。

严格控制膳食的嘌呤含量

痛风急性发作期，建议选用基本不含嘌呤或嘌呤很少的食物，以免外源性嘌呤的过多摄入，痛风缓解后再逐渐增加，每日嘌呤摄入总量建议 < 150 mg。

碳水化合物

痛风急性发作时以碳水化合物补足热量为主，建议选择精米、精面为主食。一般粗粮如糙米、麦片等嘌呤含量较高，不建议食用。但从现有资料看，有些杂粮如玉米、小米、高粱米等，嘌呤含量甚至低于精米、精面，在痛风急性发作期也可选用。

蔬菜类

大多数蔬菜仅含少量嘌呤、热量低，而且蔬菜中富含的钾有助于尿酸排泄，急性发作期推荐食用。急性发作期谨慎选择中嘌呤的蔬菜，如莴笋、菠菜、蘑菇、菜花、银耳等。

另外，因为嘌呤溶于水，在吃叶菜的时候最好焯水，可以去掉大部分嘌呤。

肉蛋奶类

即使痛风急性发作，也应该保证每天蛋白质基本需要量的供给。建议禁食各种肉类，包括水产类、动物内脏，以减少嘌呤摄入，以鸡蛋和牛奶为蛋白质的来源。嘌呤是细胞代谢后的产物，而牛奶是牛的乳腺细胞分泌的体液，不含细胞结构，因此没有嘌呤；鸡蛋虽大，几乎不含嘌呤。每日可以吃两个鸡蛋，建议高胆固醇血症者不要吃蛋黄，摄入 250 mL 牛奶。另外，动物血也是嘌呤含量低的食物，有助于补充血红蛋白铁。

豆制品类

处于痛风急性期是否可以食用豆制品，过去的指南并无明确推荐。《指南》中不推荐也不限制豆制品（如豆腐）的摄入。为保险起见，建议处于痛风急性期的朋友暂缓食用。

水果

水果能补充机体所需的营养，如维生素和矿物质，还能平衡人体酸碱度，促进尿酸排泄。因此，痛风急性发作期推荐食用，注意选择果糖和蔗糖含量均较低的水果，比如樱桃、西瓜、草莓、菠萝、桃子、青瓜、椰子等。

保证充足的饮水量

很多处于痛风急性发作期的患者，因剧痛影响活动，特意减少饮水量以减少小便次数，但是这样不利于缓解病情，还容易引发尿路结石。在痛风急性发作期，我们建议每天饮水 2500~3000 mL，以保证每日尿量不少于 2000 mL，并促进尿酸排出。

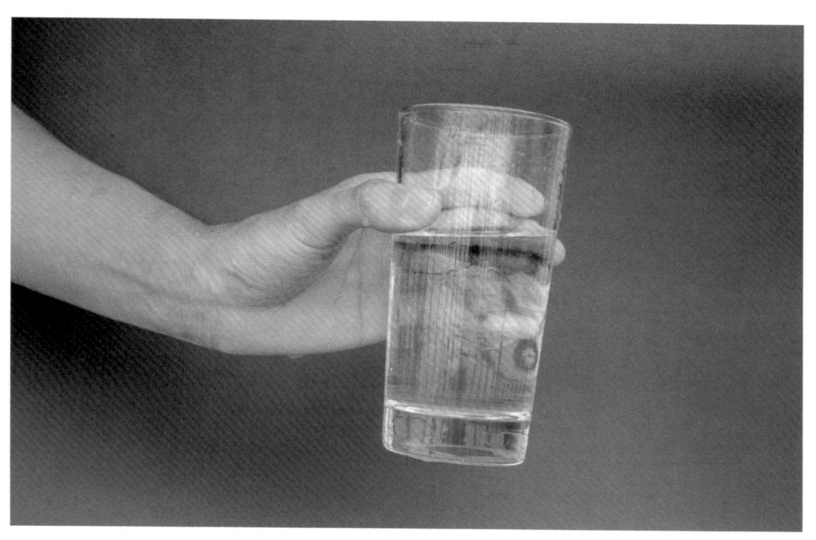

选择适宜饮品

因为乙醇既能促进尿酸的合成，也能抑制尿酸排泄，诱发和加重痛风的急性发作，痛风急性期需要严格戒酒。跟痛风非急性发作期类似，咖啡、茶可以饮用，各种含糖饮料、果汁因影响尿酸代谢而推荐尽量避免饮用。

控制热量，合理调整饮食结构

因痛风急性发作时活动量明显减少，要控制每日膳食总热量，尤其是超重或肥胖的患者，防止营养过剩。控制每日热量在每千克体重 25~30 kcal，也有研究者建议总热量较平时降低 20%，其中蛋白质按每日每千克体重 0.8~1.0 g 供给，全天为 50~70 g，以植物蛋白为主，动物蛋白选择上述的牛奶和鸡蛋。脂肪不宜过高，过高可能导致尿酸排泄减少，全日总量不超过 50 g。

控制盐的摄入量

食盐中的钠有促进尿酸沉淀的作用，痛风急性发作期的患者，每人每天钠盐摄入量不超过 2~5 g，同时需警惕隐性盐的摄入，如调味品、咸菜、加工食品等。如果食物中有“隐性食盐”，就要相应减少食盐的摄入量，比如 3 g 味精、2 g 多鸡精或者 6~10 g 酱油的钠含量相当于 1 g 盐。

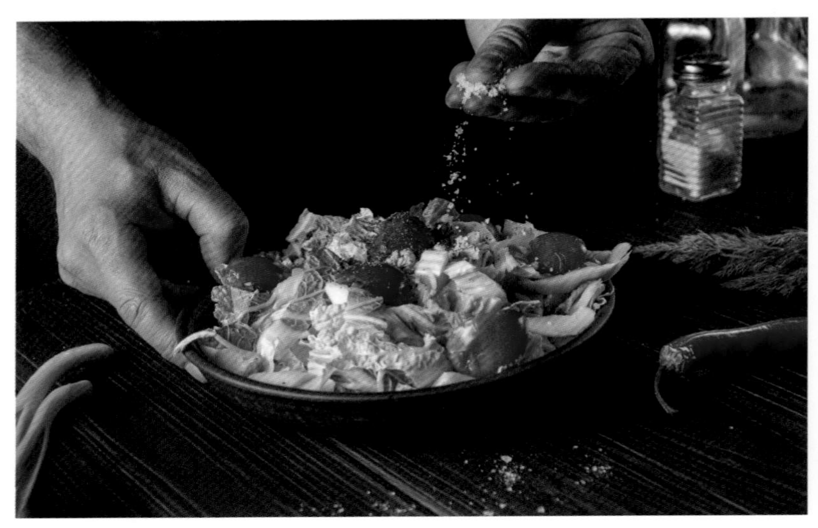

选择合适的烹调方式

由于嘌呤可溶于水，可先将肉焯水煮熟后弃汤，再烹饪食用。少用或者不用动物油，不采用油炸、油煎方式，而用蒸、煮、烤、炖等方式减少油脂摄入，从而减少尿酸生成。

推荐一份低嘌呤菜单

下面让我们来为一位处在痛风急性发作期的患者制定一份低嘌呤的食谱，供朋友们对照参考。

早餐：花卷 / 馒头、凉拌黄瓜 / 炝炒萝卜丝、牛奶 / 鸡蛋。

中餐：米饭 / 馒头、番茄炒鸡蛋 / 醋熘土豆丝、洋葱汤。

晚餐：青菜面 / 米饭、胡萝卜炒芹菜 / 醋熘白菜、蛋花汤。

加餐：桃子 / 草莓、苏打饼干。

虽然低嘌呤饮食可以帮助减轻症状，但是仅靠控制饮食并不能消除痛风。痛风急性期应卧床休息、抬高患肢、局部冷敷；尽早给予药物控制急性发作，越早治疗效果越佳；如果您正在服用降尿酸药，请遵医嘱。

痛风非急性发作期饮食的原则

建议每日嘌呤总量限制在 250 mg 以内

控制嘌呤摄入总量的前提下，痛风患者可以适量选择个人喜欢的食物，一些中嘌呤含量的蔬菜，比如莴笋、菠菜、蘑菇、菜花、银耳等，在痛风非急性发作期，也可以食用，建议每日嘌呤总量限制在

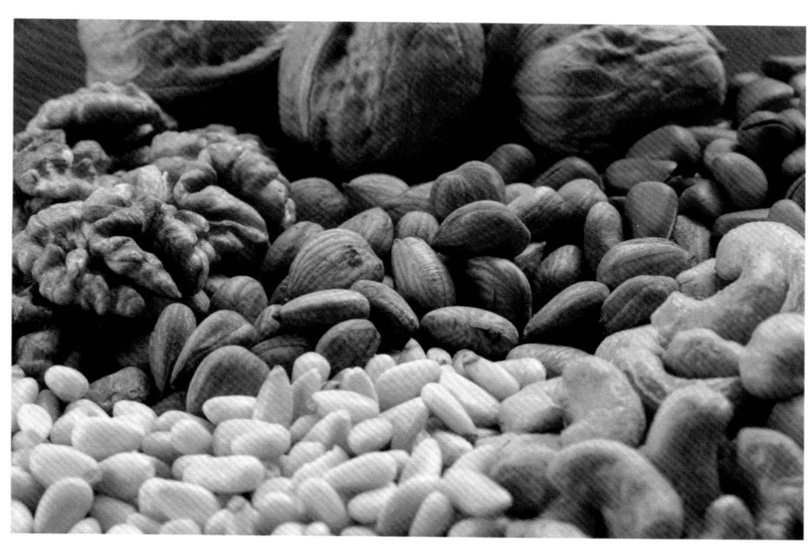

250 mg。

适量坚果是有益的营养补充

关于主食、肉食、蔬菜、水果等的嘌呤含量，我们在前面的十项原则中已经讲述过了，这里再补充一点关于坚果的建议，痛风患者是可以吃坚果的，可放在两餐之间食用，这样可避免饱食后继续摄入过多脂肪。

脂肪酸（fatty acids, FA）是油脂的主要组成部分，脂肪酸包括饱和脂肪酸（saturated fattgacid, SFA）、单不饱和脂肪酸（monounsaturated fatty acid, MUFA）和多不饱和脂肪酸（polyunsaturated fatty acids, PUFA）。这些脂肪酸是有好坏之分的。饱和脂肪酸摄入过多会加重动脉粥样硬化，导致心脑血管疾病发生率增加；而不饱和脂酸则具有心血管保护作用。

恰好坚果中绝大部分为不饱和脂肪酸亚油酸和亚麻酸等人体必需脂肪酸，有软化血管、防治心脑血管病的功效。并且大部分坚果属于碱性或中性食品，其嘌呤含量较低，例如花生、腰果、芝麻、莲子等属于中嘌呤食物；瓜子、核桃、榛子属低嘌呤食物。此外坚果还富含促进尿酸排泄的钾元素以及镁、锌、铬等对人体有益的矿物质，这些都是对痛风患者有益的。

根据《中国居民膳食指南（2022）》建议，适量吃坚果，大豆及坚果类每天 25~35g 就可以了，也就是最多吃一小把。而且吃了坚果，菜肴、主食就要少放油，避免脂肪摄入超标。由于每种坚果营养成分不完全相同，选择几种坚果混合着吃会比较好。在购买时首选原味、清炒的坚果。

痛风小课堂

经过服药，我的血尿酸已经达标了，饮食上需要注意什么呢？

高尿酸血症的饮食控制是一个长期的过程，即使血尿酸控制达标后，也要注意食物选择。

戒烟酒、多饮水。

避免富含嘌呤的食物，如肝脏和肾脏等动物内脏，贝类、牡蛎和龙虾等带甲壳的海产品，浓肉汤和肉汁等。

少吃肉类（牛肉、羊肉、猪肉）和鱼类。

限制摄取含较多果糖和蔗糖的食品：如可乐、橙汁、苹果汁等。

建议选择：

脱脂或低脂乳类及其制品：如脱脂牛奶、低热量酸奶。

蛋类：鸡蛋可每日 1 个。

新鲜蔬菜：蔬菜属碱性食物，多吃新鲜蔬菜，如马铃薯、菠菜、白菜、生菜、柑橘类可增加尿酸排泄、防止血尿酸水平反弹。

低升糖指数（GI）的谷类食物：如大豆、荞麦、黑米、燕麦、玉米等。

含果糖较少的水果：如樱桃、草莓、菠萝、西瓜、桃子等。

合并疾病时饮食原则

合并糖尿病

首要原则是控制总热量，这与痛风饮食的原则不谋而合。主食建议选择低升糖指数食物，粗细粮搭配；避免含糖饮料及食物摄入；建议戒烟戒酒；进食顺序可先吃蔬菜，再吃主食，如果有汤可最后喝，建议少喝汤及粥。

合并高血压

尤其要注意盐的摄入别超标，痛风并发高血压者建议每日食盐摄入量为 2~5 g；限制脂肪及高胆固醇的量，以免诱发动脉粥样硬化和冠心病。

合并高脂血症

建议限制胆固醇和脂肪摄入量，每日胆固醇摄入量在 200 mg 以下，食用油每日不超过 25 g。推荐每日摄入 25~35 g 膳食纤维，可减少胆固醇的吸收，起到降血脂的作用。

合并冠心病

维持热量平衡，防止肥胖；每餐宜吃七八分饱，因为饱餐，尤其是晚餐，易诱发心绞痛和心肌梗死，晚餐建议以碳水化合物和蔬菜为主。

合并肾病

日常饮食应避免摄入过多嘌呤，适量多饮水，每日尿量保持在 2000~3000 mL，以促进尿酸排泄。但蛋白质摄入及饮水量均需根据肾功能情况具体调整，防止出现心力衰竭和急性肾衰竭。

除了日常生活中的饮食控制以外，痛风患者还需要在医生指导下，对痛风或者高尿酸血症及其并发疾病进行规范的药物治疗，并定期监测随诊。

出现肾功能不全时，饮食应注意什么？

痛风性肾病是痛风患者较为常见的慢性并发症之一，当尿酸长期沉积在肾脏，可以造成肾脏的损伤，导致痛风性肾病。

痛风性肾病的临床表现

该病起病比较隐匿，除了典型的痛风临床表现外，比如痛风性关节炎和痛风石等，还可以有以下的临床表现：发病初期可有夜间排尿次数增多、尿中泡沫增多、容易出现尿路感染和轻度的血尿等；可有腰痛和浮肿；晚期患者可出现肾功能不全、血压升高、水肿和贫血等表现，少数患者可以出现急性肾功能不全。

那么痛风性肾病患者出现肾功能不全时饮食应该注意哪些方面呢？

避免高热量饮食。肥胖患者痛风的发病率比一般人群明显升高，容易引起肾脏损害，因此应限制热量的摄入，注意减轻体重，不宜吃过多零食，每餐也不应吃得过饱。

低蛋白饮食。许多含蛋白质丰富的食物分解后产生嘌呤较多，对于痛风性肾病合并肾功能不全的患者，限制红肉摄入，可减少含氮代谢产物的生成，减轻肾脏负担，因此应该限制蛋白的摄入。蛋白类食物应该以鸡蛋和牛奶等食物为主，瘦肉等动物性蛋白可以煮沸后去汤食用。

低脂饮食。高脂饮食可以导致尿酸排出减少，加重肾脏损害，因此提倡低脂饮食，以植物油为主，多采用清蒸或水煮等烹调方式，避免油炸食品。

进食使尿液碱化的食物。进食碱性食物可以碱化尿液，增加尿酸的溶解度，减少肾脏结石的发生。

限制食盐的摄入。一般每日盐的摄入以不超过 6g 为宜，低盐饮食有助于痛风性肾病患者血压的控制，减少肾功能不全患者水肿的发生。

戒酒。因为酒精的摄入与痛风发病风险之间的关系非常密切，摄入酒精后容易导致体内乳酸堆积，使尿酸排出减少，加重肾功能不全患者肾脏负担，因此应该限制酒精的摄入。

需要关注食物的酸碱性吗？

不以口味区分酸碱性

经常有患者提出这样的问题，平时吃的有酸味的食物，比如橘子和山楂等属于酸性食物吗？其实这样的认识是错误的，我们不能以食物入口的味觉来区分酸性食物和碱性食物。

在营养学上，以食物经过消化和吸收以后形成的最终产物是酸性或者碱性，来区分食物的酸碱性。一般富含钠、钾、钙、镁、铁等元素的食物属于碱性食物，蔬菜水果类食物因为富含钠离子和钾离子，所以属于碱性食物。而含磷、硫、氯等元素较多的食物属于酸性食物，肉类和米面等食物虽然没有酸味，但是在人体经过代谢以后产生硫和磷等阴离子较多，因此属于酸性食物。膳食摄入可以影响尿液的酸碱性，摄入过多的酸性食物，并且未被蔬菜和水果等碱性食物中和，容易导致酸性尿。

碱性食品有助降低尿酸

高尿酸血症的患者随着血尿酸浓度的增高，结石的发生率也随之增高。此外，尿酸在机体酸性环境下溶解度远低于碱性环境，导致尿酸盐的溶解度下降，更加容易形成尿酸结石。因此，《中国高尿酸血症与痛风诊疗指南（2019）》提出，高尿酸血症与痛风患者应该碱化尿液，以降低尿酸性肾结石的发生风险和利于尿酸性肾结石的溶解。临床上常用碱化尿液的药物是碳酸氢钠和枸橼酸制剂，但是因为药物的一些不良反应使得某些患者拒绝服用，限制了其临床应用范围。

除了上述药物外，还可以通过进食碱性食物，以达到碱化尿液升高尿液 pH 的目的，从而有助于尿酸的排出，降低血尿酸的水平。因此对于痛风患者来说，可以多进食蔬菜和水果类等碱性食物，植物性食物因维生素 C 的含量较高，也有助于尿酸的排出。减少动物肉类、海鲜和主食等酸性食物的摄入。此外苏打水等市售饮料也是碱性的，可以适量饮用。

蔬菜、水果如何吃得更健康

蔬菜提倡多吃

绝大多数的蔬菜都是“双低”食物，即低嘌呤、低热量；并且蔬菜富含大量对人体有益的维生素和膳食纤维，后者有助于控制体重，这些都符合痛风膳食治疗原则。

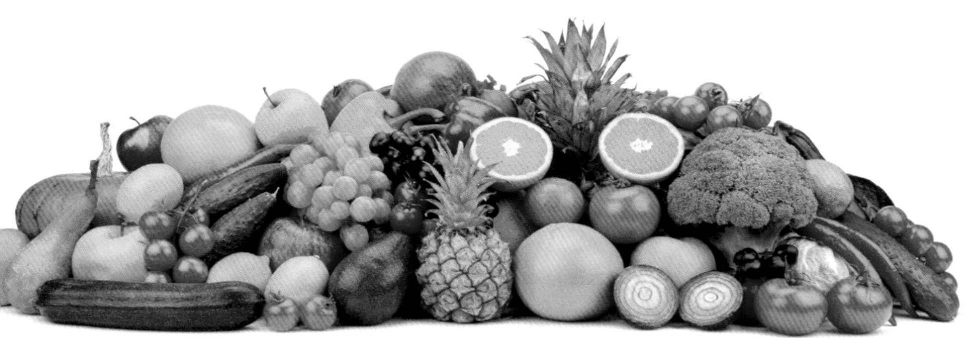

不仅如此，蔬菜还有促进尿酸排泄的作用，这是因为，第一，蔬菜富含促进肾脏排尿酸的钾元素；第二，蔬菜经人体消化吸收后呈碱性利于促进体内沉积的尿酸盐溶解和排出。由于蔬菜有上述得天独厚的优势，它当之无愧地应该成为痛风患者餐桌上的主角。2017年国家卫计委颁布的《高尿酸血症与痛风患者膳食指导》推荐高尿酸血症和（或）痛风患者每天摄入500g或更多新鲜蔬菜，品种多样，合理搭配。既要低嘌呤，又要好味道。

讲究健康烹饪

这里需要提醒，蔬菜的烹饪方式要讲究，为了尽可能保住蔬菜质朴的本色，适合生吃的尽量选择凉拌的方法，不能生吃的建议选择蒸煮、白灼、清炒等方法。像红烧茄子、油炸蔬菜等这样的烹饪方法就不可取了。

除此之外，我们还要说一下高嘌呤植物性食物的概念，高嘌呤植物性食物主要包括海带、海苔、紫菜、菌菇干（如香菇干、猴头菇干、木耳干）、豆类（如黄豆、绿豆、腐竹、豆腐干）及部分新鲜蔬菜(如芦笋、菠菜)等。一提到高嘌呤食物，痛风患者都会谈虎色变，那可是碰不得啊！确实很多患者因为进食了高嘌呤的动物性食品而诱发了痛风急性发作，但是这里需要指出，高嘌呤的植物性食品对血尿酸的影响不同于动物性食品，高嘌呤的新鲜蔬菜和黄豆、豆浆、豆腐等新鲜豆制品不增加血尿酸，痛风患者在急性发作期禁用，缓解期可以少量食用。

限量吃水果

关于水果，虽然嘌呤含量低，且属于碱性食品，富含维生素C，但是因为水果当中含有的果糖是导致尿酸升高的一个直接原因，所以，我们建议痛风患者把每日水果摄入量控制在200~300g就可以了。

特别需要指出，痛风患者在选择水果的种类上也要“谨慎点儿”，尽量选择那些果糖含量较低的水果，如青梅、青瓜、西瓜、草莓、樱桃、菠萝、桃子、李子等；尽量少吃果糖含量较高的水果，如苹果、无花果、橙子、荔枝、柿子、桂圆、香蕉等。特别值得一提的是樱桃，它含有的花青素具有降低尿酸、抗炎、抗氧化的作用，可有效防止痛风发作。

维生素对尿酸有影响吗？

维生素又名维他命，是人体必需的 6 种营养素之一，它们在体内的含量很少，但不可或缺。人体犹如一座超级复杂且精密的化工厂，一刻不停地进行着的各种生化反应。这些反应要想顺利进行必须有酶和辅酶参加。已知许多维生素是酶的辅酶或者是辅酶的组成分子，维生素水平异常必然会对尿酸产生影响。

例如，部分 B 族维生素参与嘌呤的代谢过程，摄入不足会升高体内的尿酸水平；但摄入大剂量维生素 B 可干扰尿酸的正常排泄，使尿酸排出减少。

体内叶酸不足，会导致尿酸从尿液排出减慢，容易导致尿酸盐结晶沉积；还有研究表明，烟酸可增加尿酸的产生、同时减少尿酸的清除，易引发高尿酸血症。

维生素 C 又名抗坏血酸，是一种水溶性维生素，水果和蔬菜中含量丰富，大家熟知的维生素 C 的功效主要是提高免疫力、美白、防止牙龈出血等，却不知道维生素 C 还有降尿酸的作用。每日维生素 C 摄入量在 500~1500 mg 有促尿酸排泄的作用；但大剂量补充维生素 C 会降低尿液 pH，导致结石形成。一般情况下，人体每天通过均衡合理的饮食摄取的维生素 C 已能满人机体的需求，不需要额外服药补充。

膳食纤维对尿酸的影响

膳食纤维顾名思义指的是可以食用的纤维，它既不能产生能量，也不被消化，常见于牛油果、菠菜、西蓝花等蔬菜和水果中。膳食纤维曾一度被认为是一种“无营养物质”而被忽视，然而随着研究深入，人们逐渐发现其具有相当重要的作用。

大家熟知膳食纤维有预防便秘、保护肠道、增强饱腹感、降血脂等功效，它对痛风患者有哪些额外益处呢？首先，大多数高纤维

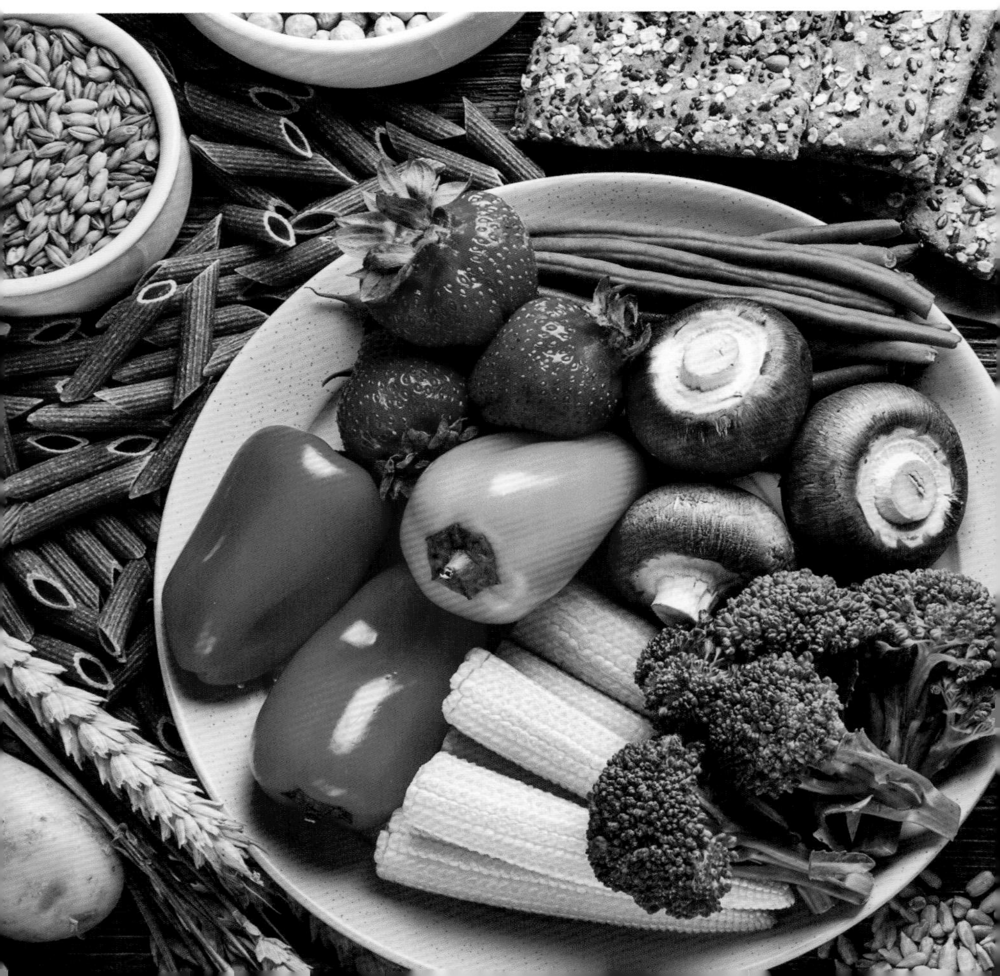

食品嘌呤含量低；其次，高纤维食品多为碱性，有助于尿酸的排泄；最后，痛风患者合并肥胖、血糖、血脂高的概率较大，高纤维食品有助于降糖、降脂、减重，真可谓是一箭多雕啊！

中国居民每日推荐的膳食纤维摄入量是 25~30 g。这里大家需要注意，千万不要认为它好处多就拼命吃，过多摄入膳食纤维可能会出现腹胀、腹泻、维生素缺乏等不良后果。

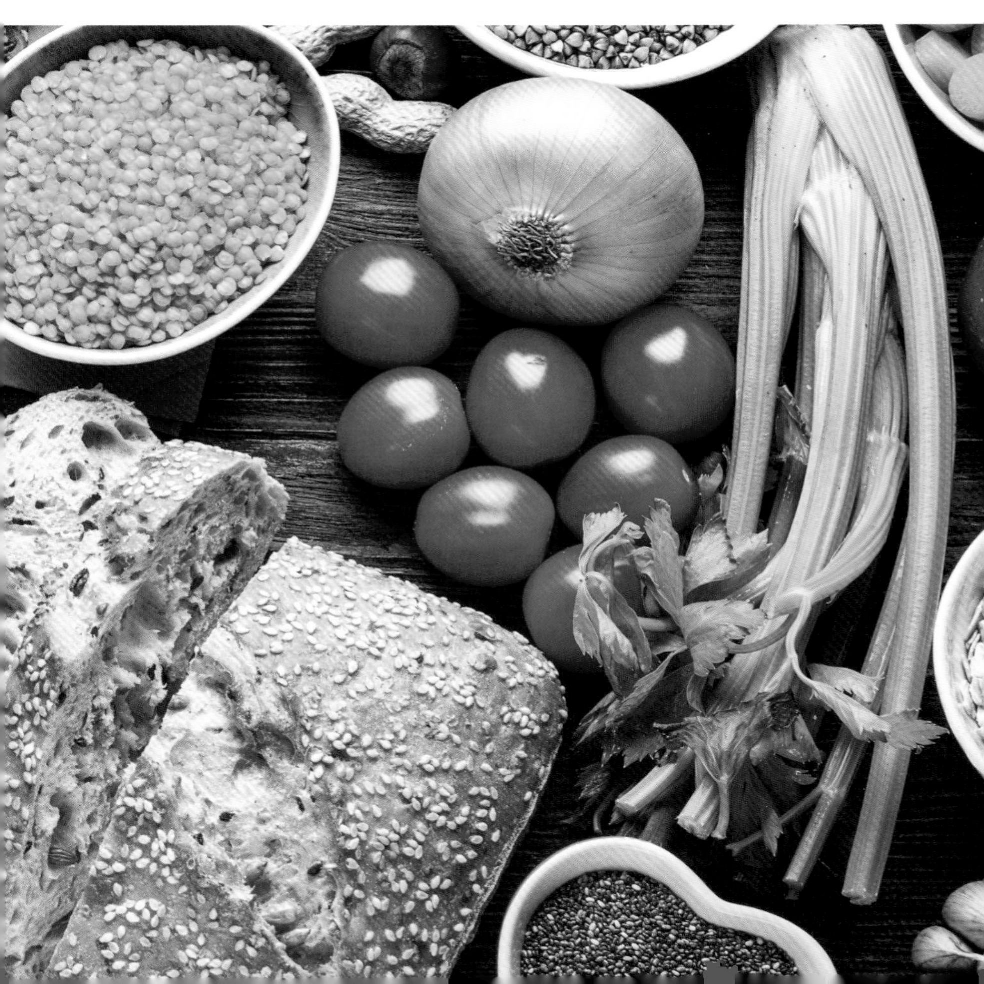

如何选择肉类?

各种肉类的嘌呤含量不同，对于人体血尿酸水平的影响也不一致。对于高尿酸血症或痛风患者而言，一方面要了解各种肉类的嘌呤含量，尽量避免高嘌呤的肉类，中等嘌呤含量的肉类也应有所节制，另一方面需要注意烹饪方式。

高嘌呤含量的肉类包括各种动物内脏（肝、肾、脑、肠等）和部分水产品（沙丁鱼、凤尾鱼、牡蛎、扇贝、小鱼干、基围虾等），其中动物内脏应尽量避免，而水产品应严格限制。

中等嘌呤含量的肉类包括常见的畜肉（猪、牛、羊等）、鱼类（三文鱼、鲈鱼、鲤鱼、鲫鱼、鳗鱼、鳝鱼等）、部分其他水产品（鲜贝肉、螃蟹、虾、龙虾等）、禽肉（鸡、鸭、鹅、鸽子）等；这些食品可适量食用，但应注意限制总量，并且应注意避免短期内大量食用（如夜市烤肉加啤酒）。

日常总体肉类摄入减少，可考虑根据情况增加脱脂奶及其制品、蛋类，以及优质蛋白（如海参、海蜇皮等）。

动物内脏不要吃

应尽量避免进食动物内脏。动物内脏每 100 g 含嘌呤可达 150~500 mg，属于高嘌呤食物，不利于血尿酸控制。常见的动物内脏，比如鸡杂、牛杂、羊杂、猪杂，以及动物肝脏，尤其是猪肝、鸡肝、鹅肝等，食用后容易引起体内血尿酸短期快速增加，诱发痛风。

不能一概而论的海鲜

传统的痛风饮食治疗强调低嘌呤饮食，将动物内脏、海鲜、肉类、酒、豆制品等高嘌呤食物均列为痛风患者的禁忌，但有研究认为严格的低嘌呤饮食并不能使血尿酸降至目标值 6 mg/dL 以下，仅

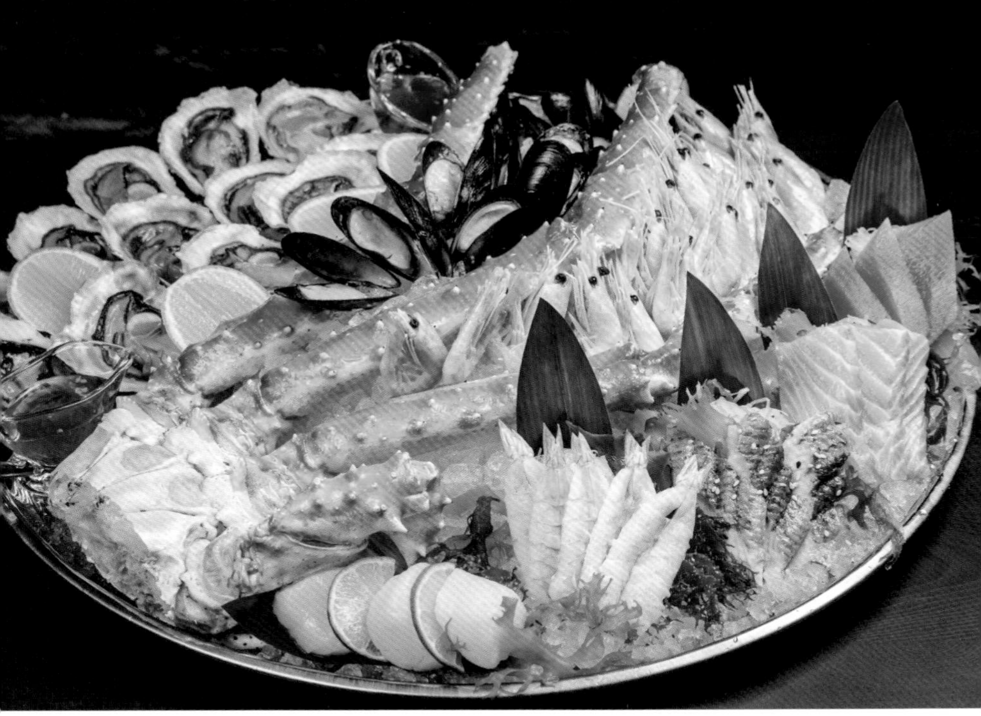

仅依靠低嘌呤饮食降尿酸幅度有限，而传统的低嘌呤饮食富含碳水化合物，可导致胰岛素抵抗进而引起代谢综合征，同时导致蛋白质摄入不足，不能满足日常营养需要，患者对严格的低嘌呤饮食依从性很差，很难做到真正意义上的低嘌呤饮食。

目前已明确动物内脏、红肉、高嘌呤的海鲜、酒等是痛风的危险因素，而禽类、富含嘌呤的蔬菜对痛风的影响不大。

海产品摄入量与血尿酸水平有很强的关联性。日常饮食中海鲜类的产品的进食量较大，患高尿酸血症和痛风的风险也较高。高危人群短期内摄入大量海产品易诱发痛风急性发作。既往认为，海鲜，因嘌呤含量过高而被高尿酸血症 / 痛风患者列为食物禁忌，成为令高

尿酸血症 / 痛风患者欲罢不能、爱恨交缠的食物。一旦明确诊断为痛风，患者就应当严格忌食全部种类海鲜。高尿酸血症 / 痛风患者今生就与海鲜彻底无缘了吗？ 2012 年美国风湿病学会（ACR）痛风指南指出，部分海鲜的嘌呤含量并不丰富。因此，痛风患者应当限制富含嘌呤海鲜的摄入而并非所有海鲜，可选择性食用嘌呤含量中等或较低的种类。根据海鲜中嘌呤含量的不同，可将海鲜分为以下 3 类。如表 6-4 所示。

低嘌呤海鲜：嘌呤含量 0~25 mg/100 g。高尿酸血症 / 痛风患者可自由选用；痛风急性期可选用，但总嘌呤摄入量应低于 150 mg/d。

中嘌呤海鲜：嘌呤含量 25~150 mg/100 g。痛风缓解期可限量选用。可以每周食用 2~3 次，每次少于 100 g。

高嘌呤海鲜：嘌呤含量 150~1000 mg/100 g。高尿酸血症 / 痛风患者避免食用。

表 6-4　一些常见的海鲜嘌呤含量表

每 100g 食物嘌呤含量		
高嘌呤 /mg	中嘌呤 /mg	低嘌呤 /mg
小干鱼 1538	草鱼 140	海蜇皮 9.3
蚌蛤 426	虾 138	海参 4.2
干贝 390	鲫鱼 137	
蛤 316	乌贼 90	
牡蛎 239	螃蟹 82	

由此可见，大多数海鲜的嘌呤明显偏高。鱼虾类的嘌呤含量虽然是中嘌呤海鲜那一类，但平日食用时，也应控制好量。具体可参考文中提到的不同海鲜的参考摄入量。

豆制品的风波

黄豆嘌呤高，豆制品不高

因为黄豆确实属于较高嘌呤食物，痛风人群常被建议少吃豆类和豆制品！但因嘌呤“溶于水”的特性，在豆类加工的过程中会有流失，因此，当黄豆加工成豆腐、豆腐皮等豆制品后，其嘌呤含量大幅下降。《中国高尿酸血症与痛风诊疗指南（2019）》中不推荐也不限制豆制品（如豆腐）的摄入，痛风患者可以根据自己的饮食习惯适量食用。

痛风患者不必对豆制品望而生畏，适量摄入豆制品不会引起机体血尿酸水平升高及痛风发作。

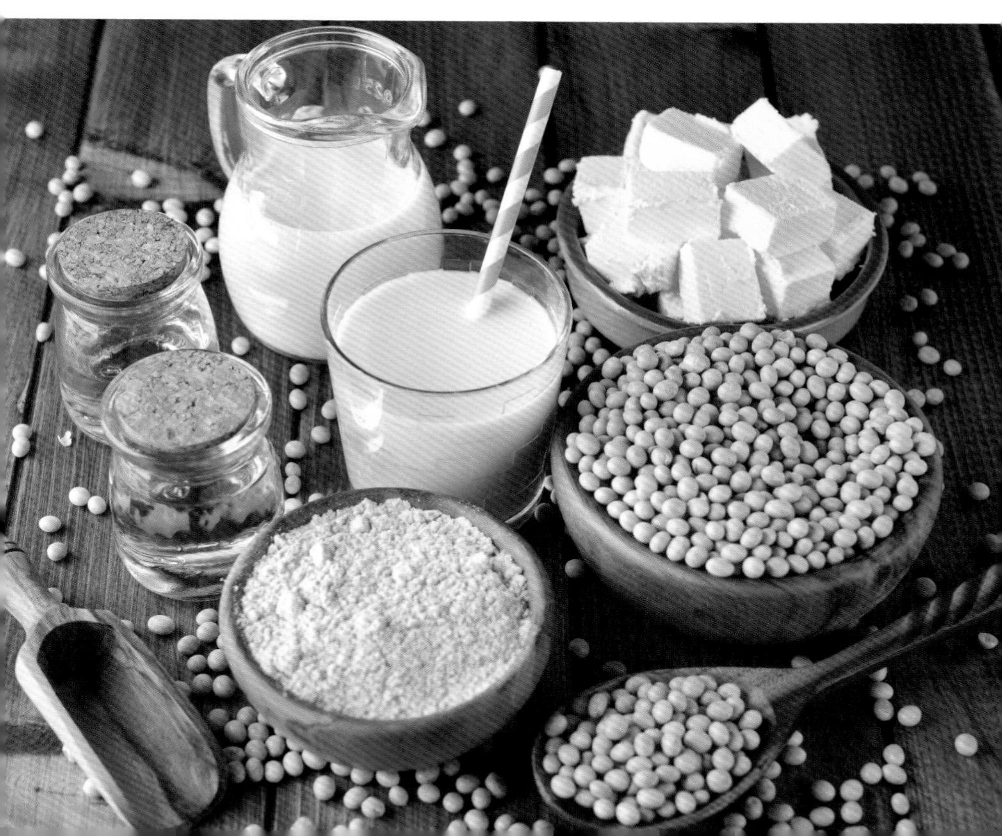

豆类及豆制品（如豆腐脑、豆浆、豆腐等）是我们中国人的传统食物，豆类被视作植物蛋白的主要来源。以往认为它属于高嘌呤食物，有研究认为，豆类及其制品与痛风或高尿酸血症的发生有一定的联系，痛风患者要避免食用。

大豆及其制品的嘌呤含量

黄豆 218.19 > 豆粉 167.49 > 腐竹 159.87 > 豆皮 157.28 > 内酯豆腐 110.11 > 豆腐块 68.63 > 水豆腐 67.57 > 豆浆 63.67（单位 mg/100 g），黄豆的嘌呤含量虽然很高，但嘌呤是一种容易溶于水的物质，在制作豆腐的过程中经浸泡、磨浆、加热、凝固，大部分嘌呤溶于水而被滤掉，其嘌呤含量大幅度降低。因此，在患者肾功能良好的前提下，可代替部分肉类少量食用，从而增加患者的膳食种类。

美国一项研究对 20 年中 730 例新发痛风患者的饮食习惯、饮食频率进行调查分析，结果显示，海鲜和肉类摄入量高的人群痛风的发生率较高；而富含嘌呤的植物性食物，例如，豆制品等摄入量高的人群未见其与痛风发作有明显的相关关系。另有研究发现，摄入豆类、豆制品最高四分位者痛风的风险是最低四分位者的 0.86 倍，提示是痛风患者的保护因素，其可能的机制是，豆类的促尿酸排泄作用，超过它所含嘌呤量导致血尿酸升高的作用，所以患者可适量食用大豆及其制品。

豆制品是补充蛋白质的好方法

此外豆制品及豆类含有丰富的蛋白质，可弥补限制肉类摄入带来的蛋白质摄入减少，还可降低冠心病的发病风险。在食用豆制品前经热水浸泡漂洗，可进一步减少嘌呤的摄入。而经常食用豆制品（≥3 次 / 周）者，患痛风的危险性降低了约 80%，因此，痛风患者适量食用豆制品不会过多增加嘌呤摄入。

果汁不可替代水果

加工果汁含糖量高

您不妨随便选一瓶果汁饮品或者运动型功能饮料，看一下里面的成分配方，就会发现几乎每一种都含有白砂糖（成分为蔗糖）或者果葡糖浆（亦作高果糖玉米糖浆（high fructose corn syrup, HFCS）)，蔗糖里面含有 50% 葡萄糖和 50% 果糖，果葡糖浆作为一种最常用的甜味剂，主要成分也是果糖，被广泛用于加工甜饮料、烘焙糕点、奶粉、冰激凌等。

果糖存在于甘蔗、甜菜、蜂蜜和大多数水果中，是所有单糖中最甜的一种。果糖摄入增多，不仅在肝脏代谢的过程中，产生大量的嘌呤产物，引发尿酸的生成增多，而且还会通过胰岛素抵抗抑制尿酸的排泄，导致痛风患者尿酸升高和诱发关节急性疼痛发作。

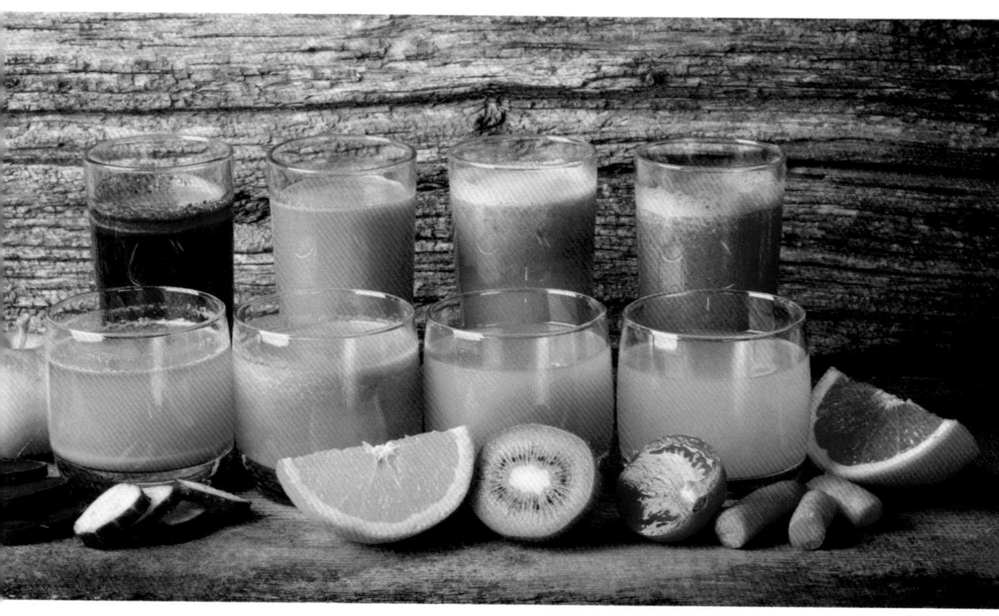

不推荐鲜榨果汁

同时，我们也不推荐痛风患者饮用较多鲜榨果汁。因为新鲜水果含有较多果糖，榨成果汁后，膳食纤维和果胶成分损失较大，果糖比例会更高。而且摄入果汁的量往往比食用完整水果的量更多，以橙汁为例，榨成一杯橙汁需要 2~3 个橙子，含果糖量也成倍增加。另外食用和吸收的速度也不一样，一个完整水果要啃好一会儿，果糖被膳食纤维包裹着，消化吸收速度较慢；而榨成果汁不但几口就能喝完，同时液态果糖会以极快的速度被人体吸收，很容易迅速造成果糖摄入过量，导致尿酸急速升高。

国外研究显示，每天饮用 1 份和两份橙汁的妇女，痛风发病风险分别增加 41% 和 142%，和每月喝果汁少于 1 杯的男性相比，每月喝果汁在两杯以上的男性得痛风的概率升高了 81%，尤其是橙汁和苹果汁，和痛风的关系最为密切。更有专家提出了“果糖饮料甚于酒精”的说法，较多饮用鲜榨果汁甚至比酒精更易引发痛风。

奶、茶、咖啡可以喝吗?

低脂、脱脂牛奶更好

有研究发现，每天喝 200 mL 牛奶的人，与完全不喝的人相比，尿酸值明显降低，尤其是低脂奶制品、脱脂奶等可降低血尿酸水平，而半脱脂、全脂牛奶却没有这样的作用。乳制品降尿酸的机制可能是因为包含的微量元素和酪氨酸具有促进尿酸排泄的作用。但是，摄入过多会导致热量和脂质过剩，不利于代谢，所以推荐每天摄取 200 mL 的低脂奶或脱脂奶。酸奶也被发现具有一定的促进尿酸排泄的作用，日本一项研究发现，含有乳酸菌 PA-3 菌株的酸奶还能够减少人体肠道对嘌呤的吸收，进一步降低尿酸，对痛风患者也是潜在有益的。

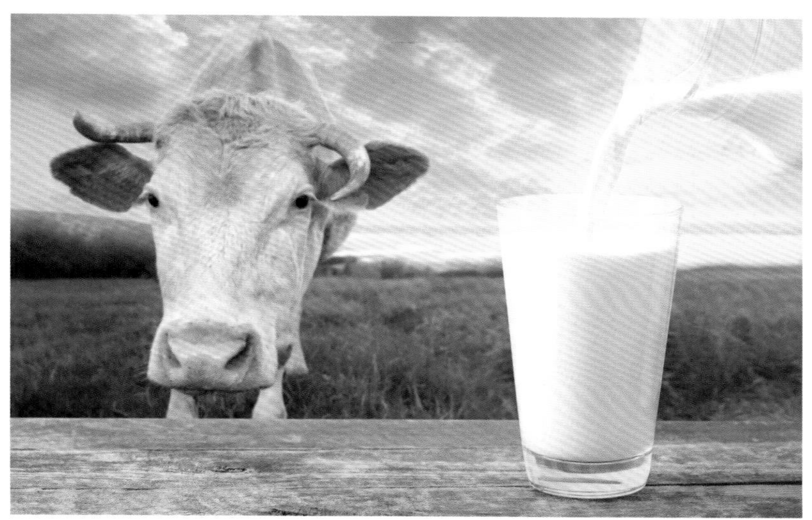

淡茶最好是天然

用茶叶冲泡的红茶、绿茶等具有利尿作用，能够促进尿酸排泄，适度饮用有利于痛风的控制。这里说的茶不包括超市等销售的添加了果糖等添加剂的茶饮料。

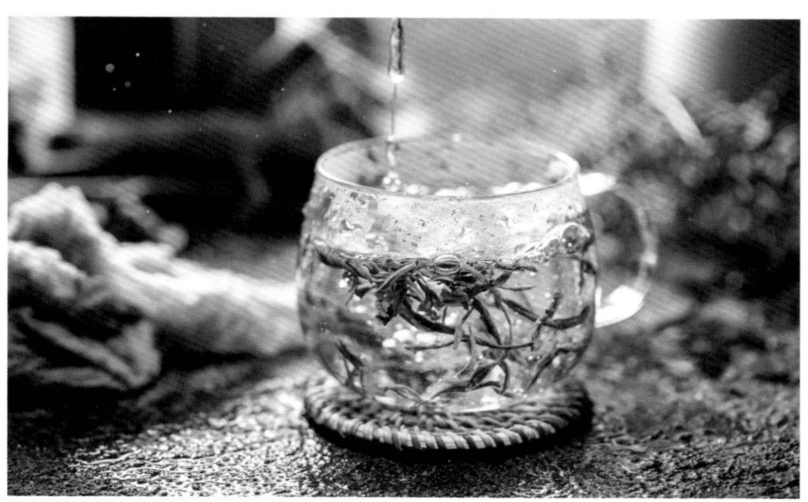

咖啡饮用有节制

有多个科学研究表明，适当喝咖啡可以降低血尿酸水平，预防痛风急性发作，即使是不含咖啡因的咖啡也一样具有这样的功能。但痛风患者饮用咖啡需要注意以下三个方面：一是不宜浓度过高，对于饮用后出现心慌、失眠和血压升高的患者来说，可能诱发痛风发作。二是不宜过度饮用，过量饮用咖啡会导致骨质疏松，加重痛风的关节损伤。需要引起注意的是虽然咖啡可以降低血尿酸水平，但咖啡（2~8 杯 /d）同时也能增加妇女骨折的风险。三是不宜加糖和奶精等咖啡伴侣，它们不仅可能会导致血尿酸升高，还不利于体重和血脂的控制，所以建议适度、适量喝原汁原味的咖啡，才能真正有利于痛风的预防。

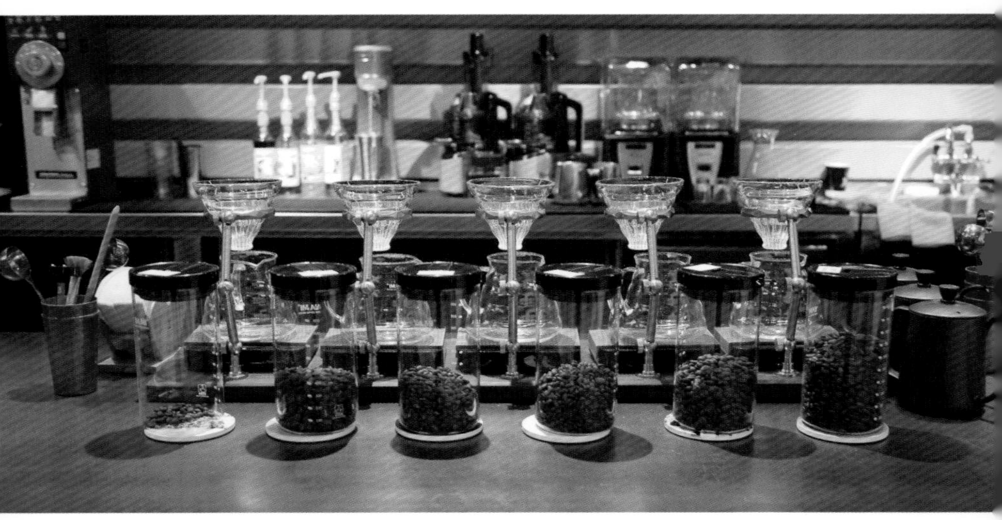

高尿酸血症及痛风患者可以抽烟吗？

在过去的几十年，学术界对吸烟是否影响血尿酸水平，两者之间是否存在相关性一直进行探讨。有数据显示，吸烟可以降低患者血清尿酸水平，吸烟过程中香烟释放的氰化物使黄嘌呤氧化酶失活，并被分解为硫氰酸盐，引起血尿酸水平下降。同时吸烟产生的活性氧（ROS）及自由基抗氧化与尿酸相互作用，也导致尿酸水平下降。相反，也有研究表明吸烟可以增加血尿酸水平。有数据显示，女性中正在吸烟者及戒烟者与不吸烟者相比，血尿酸水平明显升高。在更大的研究人群结果显示，中度至重度吸烟者血清尿酸水平高于轻度吸烟者。

虽然对于吸烟与高尿酸血症之间关系存在争议，但吸烟对机体造成的慢性损害是确定的。香烟的烟雾中含有多种 ROS、有毒物质、自由基、尼古丁、一氧化碳、一氧化氮、二氧化氮、氰化物和过氧亚硝酸盐等，可引起氧化应激及免疫系统紊乱。

我国是世界上最大的烟草生产和消费国，2018 年中国成人烟草调查结果显示：我国 15 岁及以上人群吸烟率为 26.6%。吸烟是威胁我国居民健康及造成疾病负担的最高风险因素之一。吸烟是许多慢性疾病的危险因素，例如，癌症、糖尿病、心血管疾病及自身免疫性疾病等。不仅仅是高尿酸血症与痛风患者，我们任何一个人，都应该保持健康的生活方式。

酒该何去何从

酒精饮料的类型不同，增加的风险也不同。啤酒相比白酒、烈酒对尿酸水平具有更大的危害。对于男性，尤其是中年男性的高饮酒率及过量饮酒率，应采取更加严格的干预及健康教育，减少酒精带来的健康损失。

一项关于饮酒行为调查显示，2012 年我国城镇居民家庭平均每人全年购买酒类 6.88 kg，农村居民家庭平均每人酒类消费量为 10.04 kg。30~59 岁男性饮酒率较高（> 60%），其中以 40~49 岁人群最高。50~59 岁人群，平均饮酒量及过量饮酒占比、每周饮酒频率均最高。

2009 年山东沿海居民高尿酸血症及痛风五年随访研究结果显示，每日啤酒摄入量超过 800 mL 比低于 300 mL 者发生高尿酸血症的危险性增加 2.55 倍，每日烈酒摄入量超过 150 mL 比低于 50 mL 者发生高尿酸血症的危险性增加 1.75 倍。2016 年广西一项研究显示，酒精总摄入 > 25 g/d 和≥61 g/d 者比不喝酒者患痛风的危险性增加 1.8 倍和 3.2 倍；自酿米酒酒精摄入 > 25 g/d 和≥61 g/d 者比不喝酒者患痛风的危险性增加 2.4 倍和 4.0 倍；啤酒类酒精摄入 > 25 g/d 者比不喝酒者患痛风的危险性增加 2.0 倍。2018 年一项云南布朗山地区高尿酸血症及痛风的流行病学调查结果显示，每次饮酒量≥50 mL、每天饮酒次数≥1 的人群发生高尿酸血症的危险性增加 1.92 倍。2019 年一项对山东省蓬莱市居民的流行病学调查显示，每周啤酒摄入量≥5000 mL 比 < 5000 mL 者发生高尿酸血症的危险性增加 3.65 倍，每周白酒摄入量≥350 g 比 < 350 g 者发生高尿酸血症的危险性增加 1.99 倍。

答案是肯定的，酒精成分与尿酸水平影响密切相关。酒精通过增加尿酸生成及减少肾脏排泄引起尿酸水平升高。

使用 CARDIA 测试方法计算酒精摄入量。采取的定量标准为：355 mL 啤酒 /148 mL 葡萄酒 /44 mL 白酒 / 烈酒，并通过乙醇含量计算酒精摄入量（12.8 g/ 啤酒，11.0 g/ 葡萄酒，14.0 g/ 白酒 / 烈酒）。结果发现每日饮酒 10.0~14.9 g/d 甚至更高，明显增加痛风风险，随着饮酒量的增加，痛风患病风险也随着增长。每日摄入两瓶或更多啤酒者，痛风发病率是不饮酒者的 2~5 倍。同样频率摄入烈酒，则是不饮酒者痛风发病率的 1~6 倍。

酒精的主要成分是乙醇，可诱发糖异生障碍，导致体内乳酸和酮体聚集，乳酸和酮体中 γ- 羟丁酸能竞争性抑制近端肾小管尿酸排出，大量饮酒可促进肝脏内三磷酸腺苷降解，嘌呤分解加速，从而使尿酸生成增加，引起高尿酸血症。乙醇在体内代谢可将乙酸酯转化为 CoA，降解三磷酸腺苷变为单磷酸腺苷增加尿酸产生。

酒的种类有很多，例如，啤酒、葡萄酒、烈酒等。年轻人多选择啤酒、葡萄酒为主，城市男性葡萄酒饮用量明显高于农村人群。随着年龄增大，低度白酒、高度白酒、黄酒、米酒饮用量随之增高。

啤酒和白酒（烈酒）摄入均与尿酸水平升高呈正相关，有研究显示，适度的摄入葡萄酒可能不会影响尿酸水平。而在饮用啤酒的男性中，尿酸水平升高更明显。

为什么啤酒对尿酸水平影响更大呢？因为酿造工艺的影响，啤酒中含有更高的嘌呤，而嘌呤是生成尿酸的原料。

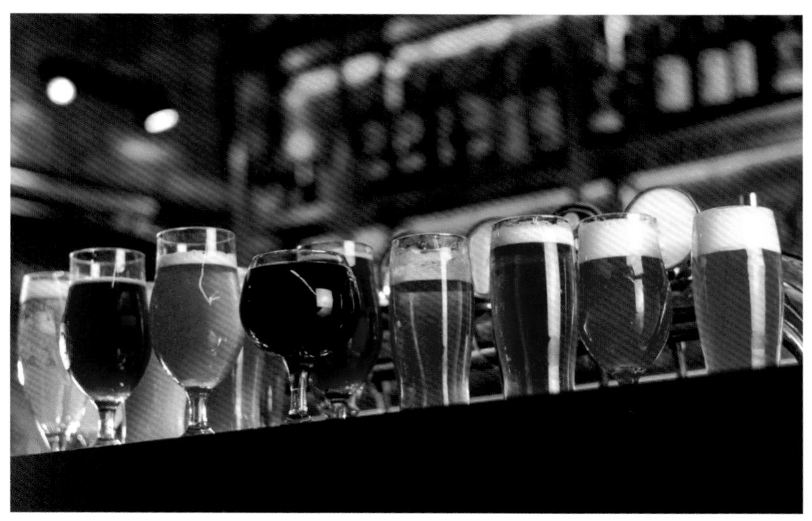

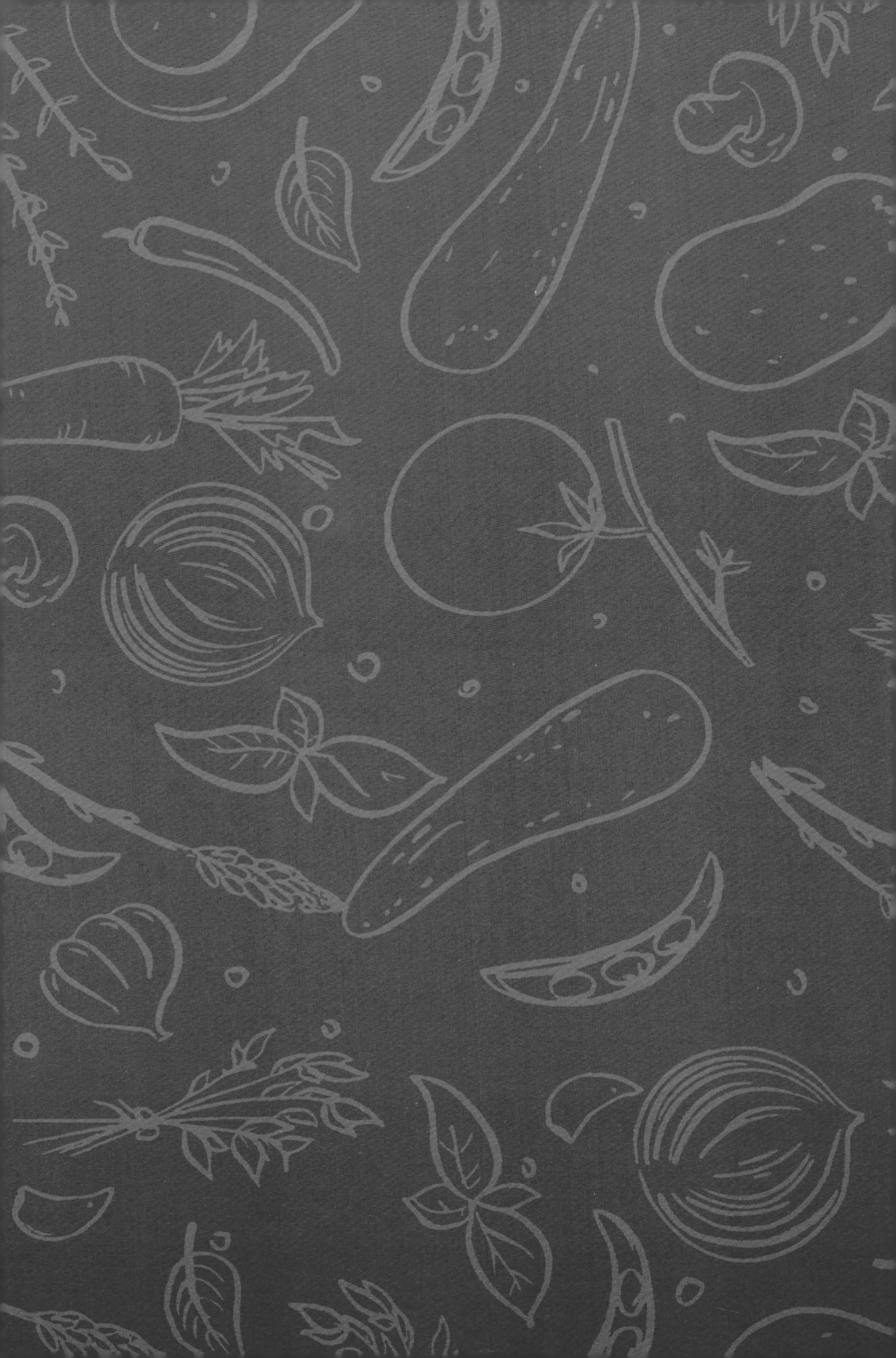

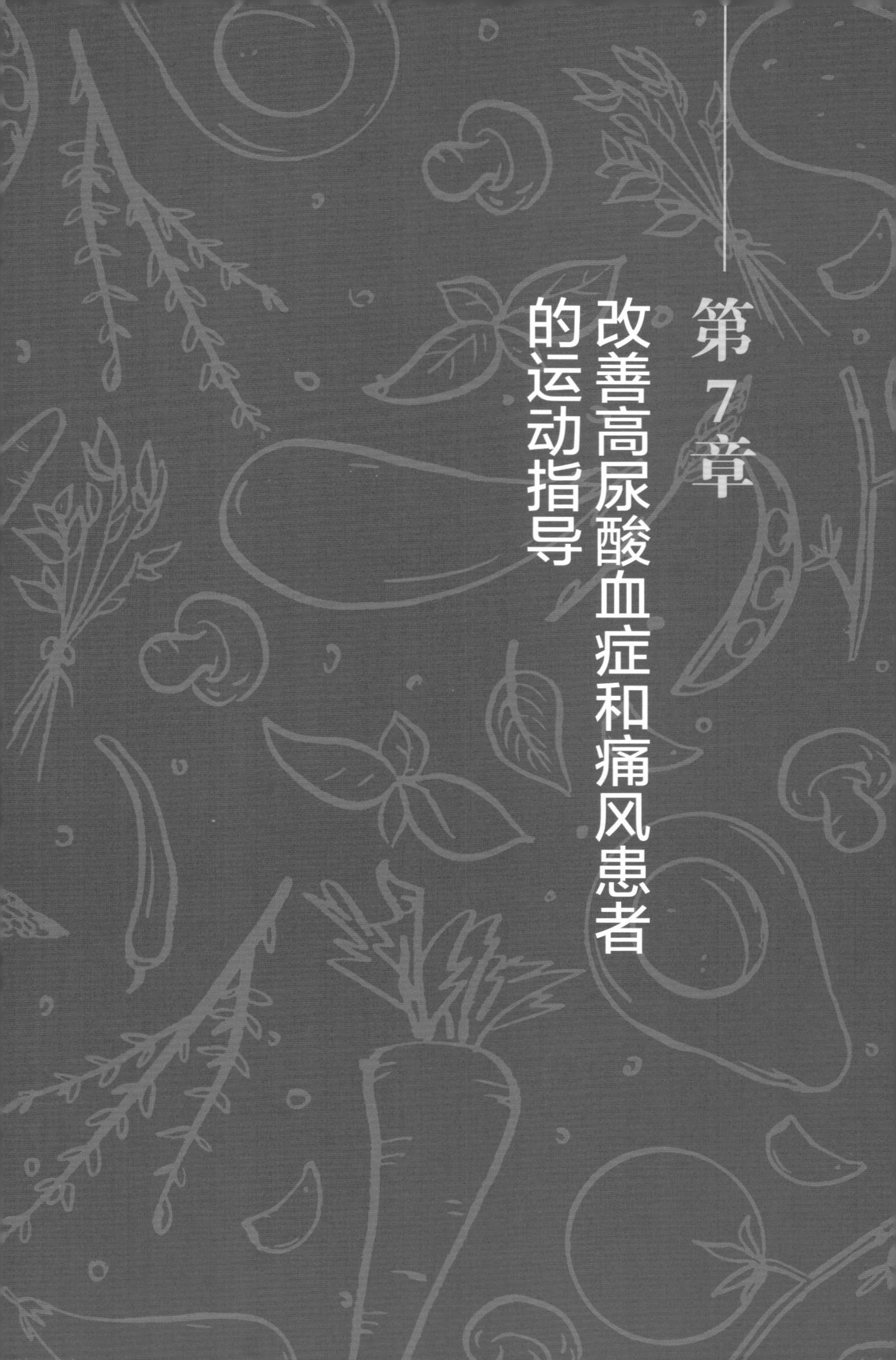

第7章 改善高尿酸血症和痛风患者的运动指导

运动疗法强调个体化，选择运动方式、安排运动时间均应结合自身实际情况，制定一个能够长期坚持的运动方案。下肢关节损伤者应选择以上肢活动为主的运动。心肺功能欠佳者，应在医生指导下，根据自身病情选择运动强度及持续时间。体重过大者运动可能加重脊柱及膝、踝关节的损伤，故应先以饮食疗法为主，待体重下降到能够进行适量运动后再进行运动治疗。

合理运动对痛风患者大有益处

先给身体减减负

痛风患者体重超标（超重或肥胖），既不利于降低体内的高血尿酸水平，也不利于控制合并的疾病，如高血糖、高血脂和高血压等。因此，减肥是痛风患者的重要之举，运动无疑是最有效的减肥方法之一。运动有助于减肥，有利于预防和治疗痛风，同时对于改善高血压、糖尿病、高血脂等都有帮助。

运动使人放轻松

运动带给人们轻松和愉悦，能舒缓情绪和减压，在“疾病的精神疗法”中有不可取代的作用，早已得到运动心理学家和医学疾病专家的肯定。睡眠的好坏直接关系到痛风患者生活质量的好坏，生活质量的提高能够有效地预防痛风的发作以及并发症的发生。运动在消耗能量的同时，要燃烧体内多余的脂肪，加快机体的新陈代谢，促进体内代谢废物的排出，同时改善睡眠质量和肠胃的消化吸收功能。

改善心肺功能，增加机体免疫力

一般来讲，经常参加运动锻炼的人群要比缺乏运动锻炼的人群体质好，抵抗疾病的能力强，感冒的次数少。这是由于运动可以改善心肺功能，运动时血管扩张，血流加速，促进了机体的新陈代谢，从而大大提高了人们的体质，增强了身体抵抗疾病的能力。

保持关节润滑和身体灵活度

相比不参加运动的人，平常喜欢运动的人的关节更灵活而不容易受到损伤。对于痛风患者来说，关节部位的损伤会诱发痛风性关节炎的急性发作。

运动不足，会使关节活动度下降，长期的不运动还会导致肌肉萎缩、骨质疏松。软组织反复多次或持续一定时间的运动，关节周围软组织就会产生塑性展长，恢复软组织弹性，同时还可以改善关节功能，使关节软组织更加健康。

适度运动还能使血液循环加速，减少了尿酸盐在关节和周围软组织的沉积。痛风患者通过合理运动，对预防痛风的复发、减缓关节疼痛、防止关节挛缩及肌肉废用性萎缩大有益处。

增强骨密度，防治骨疏松

痛风患者若同时伴有骨质疏松症，是很危险的。由于尿酸盐对

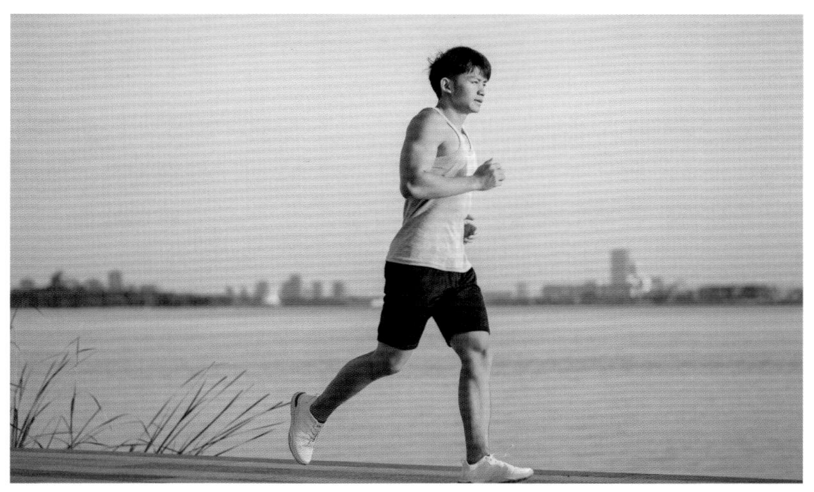

关节的长期侵害，伴有骨质疏松症的痛风患者更容易发生骨折。如果患者经常性地进行运动锻炼，尤其是室外运动，既可以呼吸到新鲜的空气，同时在阳光的照射下又增加了体内钙质的合成，在提高心肺功能同时，也增强了人体的骨密度，可以有效地预防骨质疏松症的发生。

高强度运动反而使尿酸升高

从事高强度运动时，肌肉能源会耗尽，三磷酸腺苷大量分解，而它的代谢产物腺嘌呤核糖核苷酸（AMP）就会使内源性的尿酸生成增多；并且剧烈运动时身体出汗增多，尿量会减少，而尿酸主要是通过尿液排泄的，因此尿酸排泄又会减少。比如我们在健身房练完器械后，通常会有肌肉酸胀的感觉，是因为剧烈运动后，乳酸生成增多，而乳酸又会在肾脏中与尿酸竞争排泄，导致尿酸排泄减少。所以说，剧烈运动后会导致血尿酸水平的暂时升高，并且剧烈运动还会引起劳累、关节损伤，容易导致尿酸盐脱落，这都是痛风性关节炎发作的诱因，对痛风患者控制病情和尿酸水平的稳定可是毫无益处可言的。

痛风的不同阶段，适用不同的运动方案

一般来讲，我们鼓励痛风患者进行有氧运动，尽量避免无氧运动。有氧运动是指那些强度低、有节奏、不中断、持续时间较长的运动，比如中长跑、匀速慢跑、游泳等，像竞技性的球类、短跑、快跑、登山等剧烈运动项目，锻炼肌肉的器械运动是不宜做的。每个人应根据自身条件、体力、耐力和个人喜好选择适合自己的中低等强度的有氧运动，这才是正确的。

那么，有的朋友会问了，我怎么判断运动的强度呢？以中等

强度运动为例，自我感受是呼吸和心跳略有加快，运动后心率在 110~120 次 /min，有点喘息但还能与人正常交谈，身体微出汗，有疲劳感但可在较短时间得以恢复，次日体力充沛。

从年龄上来分，35 岁以下的痛风患者可以选择匀速中长跑、非对抗性的球类运动等强度稍高一点的非竞赛运动；35~45 岁可选择快走、太极拳、健美操等；55~65 岁尽量以太极拳、踢毽子、打门球等形式为主；而 65 岁以上则应适当减少运动时间和强度了。

目前关于痛风患者适度运动的益处已有许多临床研究。国内外研究表明，低强度的有氧运动可降低痛风发病率，而中度至高强度运动可能使尿酸排泄减少，血尿酸水平上升，反而增加痛风的发病率。因而在痛风不同阶段，适用于不同的运动方案。

急性发作期

急性发作期关节周围组织有明显红肿、发热和压痛，应该卧床休息，抬高患肢并制动，避免受累关节负重。如果在急性发作期进行运动会导致关节炎症加重，甚至导致沉积在关节腔的尿酸盐结晶对关节的损伤进一步加重。所以要当关节疼痛完全缓解 72 h 后方可恢复日常的运动，并且在这个时候应该穿宽松的鞋袜，防止对关节产生挤压和摩擦。

痛风急性发作期应注意早期给药，在急性发作征兆刚出现时即控制发作。同时注意避免运动，合理饮食和大量饮水，待症状缓解后再进行运动，但要掌握方法和运动量，循序渐进，从被动的徒手牵张训练开始，即用徒手的外在力量拉长或缩短受累关节周围软组织，逐步过渡到关节主动性牵张训练。若发现关节有痛风结石，只要皮肤表面不破溃，无心血管并发症，肾功能良好，关节功能正常，急性发作后可适当做一些养生性、保护性的轻微活动，原则是以不增加发作部位负荷为度。

缓解期

缓解期是痛风性关节炎反复急性发作之间的一种缓解状态，急性关节炎缓解后，一般无明显后遗症，进入可持续数月或数年的间歇期，少数患者仅有一次单关节炎，以后不再发作，但多数患者在一年内复发。随着尿酸盐在关节内的沉积增多，炎症发作进入慢性阶段而不能完全消失，引起关节骨质侵蚀缺损及周围组织纤维化。

急性痛风性关节炎发作时患者应卧床休息，或遵医嘱降尿酸，注意保暖，不建议运动，待病情好转后可做轻微运动。如病情进一步稳定，则可正常活动。适合痛风患者的有氧运动项目很多，例如，有时间限制的快走、匀速慢跑、原地节奏跑、打太极拳、做广播操、跳健美操、医疗体操、跳舞、踢毽子、打门球、跳绳、游泳、非对抗性的打乒乓球、打篮球、打排球等。痛风患者应根据个人身体条件、体力和耐力情况及个人的喜好选择运动方式。

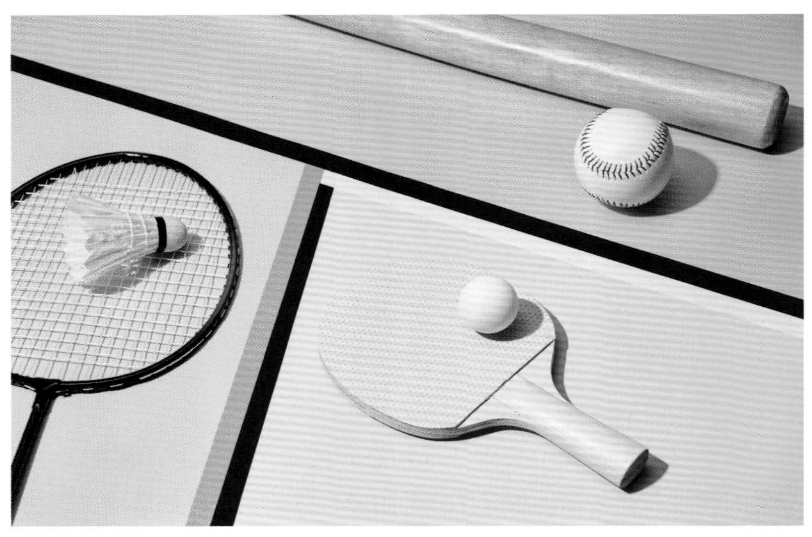

慢性期

痛风慢性期病程迁移多年，持续高浓度的血尿酸水平是不注意控制尿酸的后果，痛风石形成或关节炎症持续不能缓解是典型的临床特点。痛风石和炎症易累积在关节部位，如指关节、膝关节、脊椎等，导致关节软骨及骨质侵蚀、破坏、增生、关节周围组织纤维化，出现持续关节肿痛、强直、畸形，甚至骨折。

运动可以增进或维持关节活动度，改变关节腔及周围韧带、肌肉等的血液循环，加速局部新陈代谢及炎症物质的消除，从而减轻疼痛和关节肿胀，即所谓的“以动防残”。每次活动先从受病影响的关节柔韧性练习开始（拉伸练习），再做神经肌肉功能练习，再做有氧运动（心肺耐力）。运动初始阶段应采用低强度和短时间的渐进方法。对于功能较差的患者应采用 5~10 min 的间歇性练习方法，如出现异常或疲劳、关节活动范围缩小、关节肿胀加重等情况，应停止运动。有氧运动推荐传统的运动疗法：太极拳、五禽戏、八段锦等，具有“调身”“调息”“调心”相结合的特点。每日练习 1~2 次，每次 15~30 min, 间隔时间在 30 min 以上。

肾病期

痛风性肾病又称慢性尿酸性肾病，是体内嘌呤代谢紊乱、血尿酸增高、尿中尿酸排量增多造成的慢性肾损害，早期仅表现轻微的尿常规检查变化，最终可发展为慢性肾衰竭。痛风性肾病主要是高尿酸血症引起的，因此，治疗以降低尿酸为主，并使其维持在 300~360 μmol/L（5.0~5.5 mg/dL）。

此阶段，应避免节奏较快或剧烈的运动，如跑步、羽毛球、网球等对抗性较强的运动项目，宜采用较轻缓的运动，如散步、气功、太极拳等，每次 10~30 min, 适当减少每周锻炼次数，可运动一天休息一天。避免运动后大量饮水或产生乳酸，加重肾的负担。

运动后的注意事项

很多朋友认为运动之后喝上一大瓶饮料，吃点糖，这样可以补充消耗的能量，对体力恢复有帮助。事实上，运动后过多吃甜食会大量消耗体内的维生素 B_1，人容易感到倦怠、食欲不振，影响体力的恢复。最好多吃一些含维生素 B_1 丰富的食品，如蔬菜、水果、蛋和奶等。运动时出汗较多，一定要记得及时补充水分。

补水以白开水、矿泉水、淡茶水为宜，不要用含糖饮料代替水分。所以补充水分要多次少量，小口慢喝，不要暴饮。一次性过量饮水超过肾脏的处理能力，会使血容量短时间内增加，加重心脏及胃肠道的负担。运动过程中不要感到口渴才补充水分，一旦运动超过 30 min，不管有没有口渴都要开始补充水分，一般每隔 15 min 喝一次，每次喝水 150~300 mL。

在运动结束后马上吹空调、冲冷水澡也是运动之大忌。因为过低的温度会带走身体过多的热量，使皮肤表面温度迅速降低，皮肤

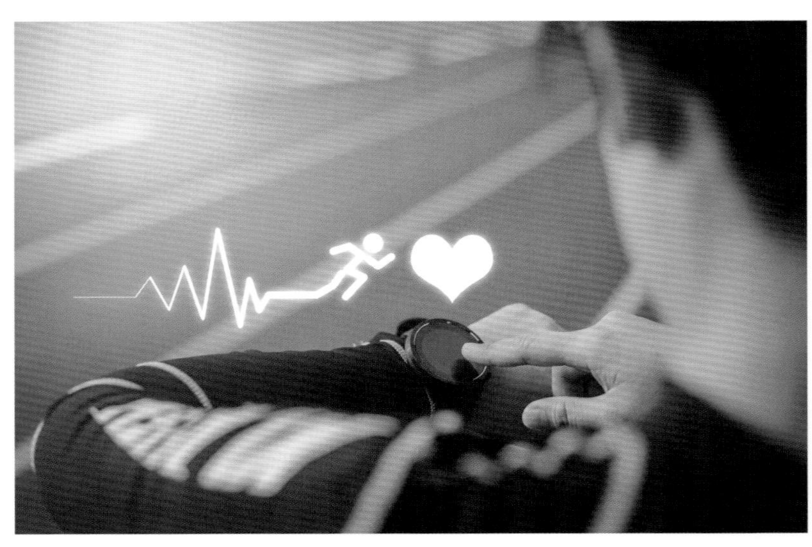

或内脏血管收缩，同时上呼吸道黏膜的血管也会收缩，血供减少，使得呼吸系统局部防御能力下降，容易受到病菌的侵蚀。

并且运动后血流加速，关节部位短时间处于充血状态，有利于尿酸等代谢产物的清除，此时如果降温过快，血管收缩，很容易引起血液中的尿酸盐在关节中沉积，诱发痛风的急性发作。

运动时间也要讲科学

运动时间最好安排在餐后 1~2 h，以减轻胃肠道负担，减少合并糖尿病的痛风患者低血糖的风险。运动量应逐步增加，每次运动时间约 30 min，每周运动时间累积 150 min 以上。

日常生活涉及的身体活动强度速查表

代谢当量（METs），是指个体运动相对安静时的代谢率的比值，用来评价能量消耗和体力活动强度的常用指标，是运动能量的消耗单位。按照运动强度，可将 METs 分为轻、中、重 3 个等级：轻度 < 3 METs，中等强度 3~6 METs，重度 > 6 METs。如表 7-1 所示。

表 7–1 日常生活、娱乐及工作活动的 METs

活动	METs	活动	METs
生活活动			
修面	1.0	步行 1.6 km/h	1.5 ~2.0
进食	1.4	步行 2.4 km/h	2.0 ~2.5
床上用便盆	4.0	散步 4.0 km/h	3.0
坐厕	3.6	步行 5.0 km/h	3.4
穿衣	2.0	步行 6.5 km/h	5.6
站立	1.0	步行 8.0 km/h	6.7
洗手	2.0	下楼	5.2
沐浴	3.5	上楼	9.0

续表

活动	METs	活动	METs
坐床	1.2	骑车（慢速）	3.5
坐床边	2.0	骑车（中速）	5.7
坐椅	1.2	慢跑 9.7 km/h	10.2
自我料理			
坐位自己吃饭	1.5	备饭	3.0
上下床	1.65	铺床	3.9
穿脱衣	2.5~3.5	扫地	4.5
站立热水淋浴	3.5	擦地（跪姿）	5.3
挂衣	2.4	擦窗	3.4
园艺工作	5.6	拖地	7.7
劈木	6.7		
职业活动			
秘书（坐）	1.6	焊接工	3.4
机器组装	3.4	轻的木工活	4.5
砖瓦工	3.4	油漆	4.5
挖坑	7.8	开车	2.8
织毛线	1.5~2.0	缝纫（坐）	1.6
写作（坐）	2.0		
娱乐活动			
打牌	1.5~2.0	桌球	2.3
手风琴	2.3	弹钢琴	2.5
小提琴	2.6	长笛	2.0
交谊舞（慢）	2.9	击鼓	3.8
交谊舞（快）	5.5	排球（非竞赛性）	2.9
有氧舞蹈	6.0	羽毛球	5.5
跳绳	12.0	游泳（慢）	4.5
网球	6.0	游泳（快）	7.0
乒乓球	4.5		

痛风不同时期的生活方式建议

急性发作期患者

建议卧床休息，不建议运动，缓解关节疼痛的方法：冰敷患部，抬高患部，让患部休息，不过度使用患部。

三餐饮食建议，根据个人体重计算每日总热量，以每日 1800 kcal 总热量为例，如表 7-2 可供参考。

痛风缓解期患者

在痛风的缓解期，膳食上通常可以保持正常的平衡膳食，以维持理想体重。但是，仍应保持以低嘌呤为主、中嘌呤限量、高嘌呤少吃的原则不变。

蛋白质每日以不超过 80 g 为宜。有限量地选用含嘌呤少和中等量的食物，其中的肉、鱼、禽类每日用 60~90 g，还可将肉类煮熟弃汤后食用。另外可自由选用含嘌呤较低的食物。

多喝水，少喝饮料，每日饮白开水 2000~3000 mL，适量咖啡、茶，少量饮用含糖饮料。

适合痛风的运动种类，选择快走、游泳、和缓的健身操、骑单车或慢跑，以“和缓、不超过体力负荷”为原则。痛风患者应根据个人的身体条件、体力和耐力情况以及个人的喜好选择运动方式。建议痛风患者应当以中等强度的有氧运动锻炼为主。一般来讲，每周运动 3~5 d，每天保持至少 30 min 中等强度的有氧运动最为适宜。

保护痛风的好发部位，第一跖趾关节、踝关节、膝关节等，避免做伤害关节的动作，不要穿太紧的鞋和袜，注意关节处的保暖。

遵照医嘱按时服药及复诊，培养规律的睡眠及作息时间，如表 7-3 所示。

表 7–2 低嘌呤食谱

	早餐		午餐		加餐		晚餐	
第一天	切片面包	3 片（面粉 75 g）	馒头	170 g（面粉 125 g）	苹果	150 g	馒头	105 g（75 g 面粉）
	鸡蛋	1 个	白菜炖瘦肉	白菜 200 g			西红柿炒蛋	西红柿 200 g
	牛奶	250 mL（脱脂奶）		猪肉 30 g				鸡蛋 2 个
			牛奶	250 mL				
			炝卷心菜	卷心菜 100 g				
			调和油	15 g			调和油	10 g
第二天	面条	1 碗（面粉 75 g）	米饭	275 g（大米 125 g）	桃子	150 g	馒头	105 g（75 g 面粉）
		黄瓜丝 50 g	青椒牛柳	青椒 200 g			冬瓜鸡蛋汤	冬瓜 200 g
	鸡蛋	1 个		牛肉 30 g				鸡蛋 2 个
			牛奶	250 mL				
			炒油菜	油菜 100 g				
	牛奶	250 mL（脱脂奶）	调和油	15 g			调和油	10 g
第三天	馒头	1 个（面粉 75 g）	馒头	170 g（面粉 125 g）	梨	150 g	馒头	105 g（75 g 面粉）
	拌苦瓜	苦瓜 50 g	油菜炒瘦肉	油菜 200 g			茭瓜炒蛋	茭瓜 200 g
	鸡蛋	1 个		猪肉 30 g				鸡蛋 2 个
			牛奶	250 mL				

续表

	早餐		午餐		加餐		晚餐	
第三天			炒萝卜丝	青萝卜 100 g				
	牛奶	250 mL（脱脂奶）	调和油	15 g			调和油	10 g
第四天	馒头	1 个（面粉 75 g）	米饭	275 g（大米 125 g）	葡萄	150 g	馒头	105 g（75 g 面粉）
	拌芹菜	芹菜 50 g	菠菜炒鸡肉	菠菜 200 g			丝瓜炒蛋	丝瓜 200 g
	鸡蛋	1 个		鸡肉 30 g				鸡蛋 2 个
			牛奶	250 mL				
			炝绿豆芽	绿豆芽 100 g				
	牛奶	250 mL（脱脂奶）	调和油	15 g			调和油	10 g
第五天	蒸山药	1 份（山药 100 g）	米饭	275 g（大米 125 g）	西瓜	150 g	馒头	105 g（75 g 面粉）
	小馒头	1 个（面粉 50 g）	卷心菜炒肉	卷心菜 200 g			菠菜炒蛋	菠菜 200 g
	鸡蛋	1 个		猪肉 30 g				鸡蛋 2 个
			牛奶	250 mL				
			炒芹菜	芹菜 100 g				
	牛奶	250 mL（脱脂奶）	调和油	15 g			调和油	10 g

表 7–3　一日作息时间建议

6:30~7:00	起床	
7:00~8:00	吃早餐	切片面包、鸡蛋 1 个、脱脂纯牛奶 250 mL
8:30~9:00	避免运动，可选择步行上班	
9:00~12:00	工作	注意 10:00 左右补充水分
12:00~12:30	午餐	馒头 / 米饭 100 g 左右、油菜炒瘦肉、炒萝卜丝、脱脂纯牛奶 250 mL
13:00~14:00	小憩一会儿	
14:00~18:00	工作、做自己喜欢的事情	
16:00	加餐	水果（例如苹果、樱桃、草莓、蓝莓等）、补充水分
18:00~19:00	晚餐时间	馒头 / 米饭、西红柿炒鸡蛋、清炖蔬菜排骨汤
19:00	最佳锻炼时间，晚餐后稍作休息，可以开始运动了	快走、游泳、和缓的健身操、骑单车或慢跑等有氧运动，30 min 左右
20:00	看电视或看书	
21:30~22:30	洗个热水澡、上床睡觉	

痛风患者应根据自己的年龄和病程来选择适宜自己的运动形式。大体从年龄来分，35 岁以下的痛风患者可以选择匀速中长跑、打篮球、打羽毛球、打排球等运动强度稍高一点的非竞赛运动。年龄 35~45 岁患者可以选择快走、匀速慢跑、游泳、跳绳、踢毽子、打乒乓球等非竞赛运动。45~55 岁患者可以选择快走、原地节奏跑、打太极拳、跳健美操、跳舞、做广播操、40 min 慢跑等运动形式。55~65 岁患者，尽量以打太极拳、慢跑、踢毽子、打门球等运动形式为主。65 岁以上患者，应适当减少运动时间和运动强度。也许在 65 岁以上这个年龄段，将运动称作“活动”更为恰当。

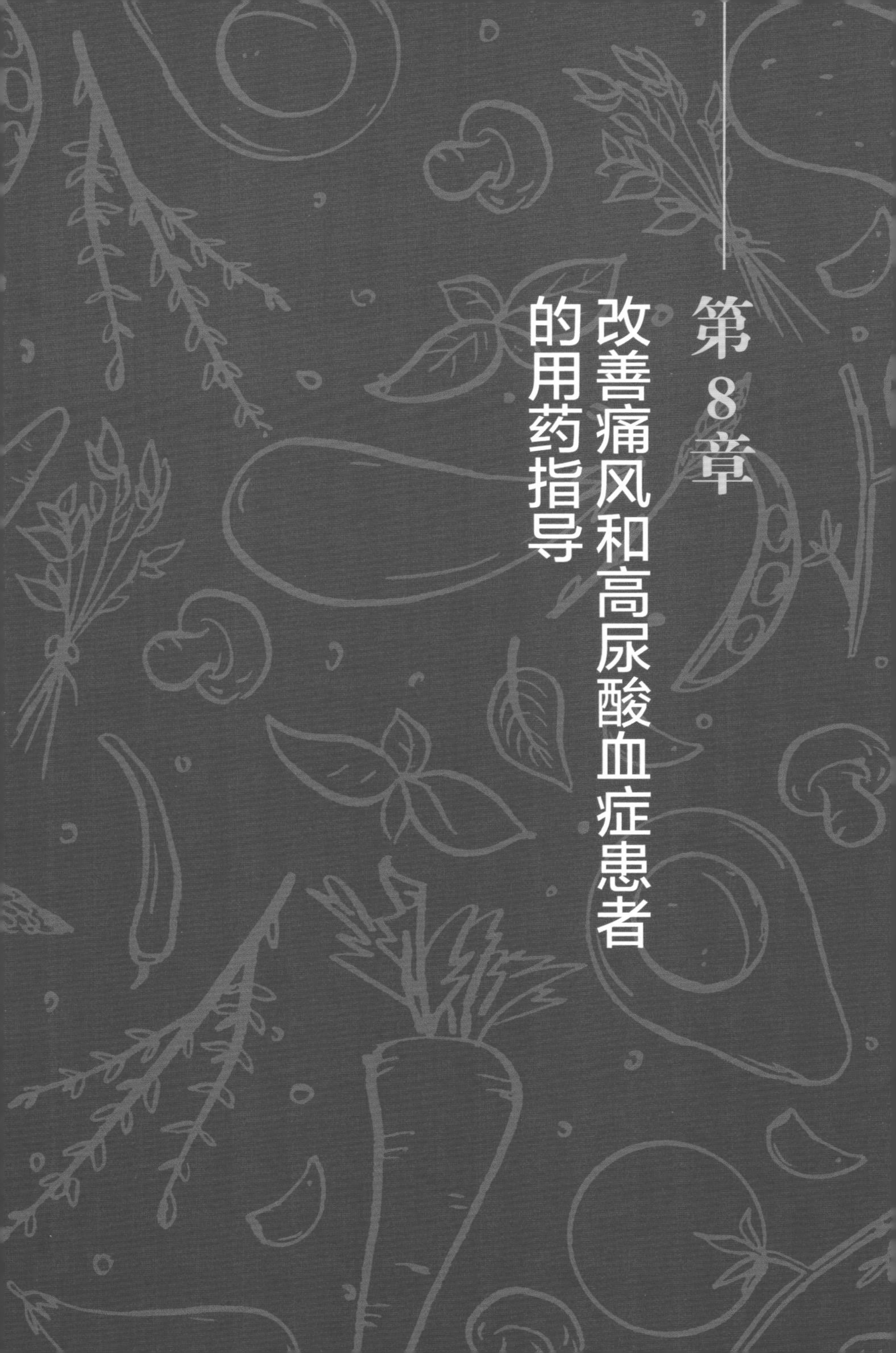

第8章 改善痛风和高尿酸血症患者的用药指导

高尿酸血症或者痛风患者的病情，需要长期的控制和监测，除了健康生活方式以外，还要按照医生的要求服药治疗，在症状缓解及病情稳定，不能自己随意停药。下面我们就来简单介绍几种用于治疗高尿酸血症和痛风的常用药物，供患者朋友们了解。当然，药物的使用，还是需要由专科的医生给予判断，患者朋友们切记不可自行盲目用药。

我们的一位同事是这样总结的：痛风遇上并发症，选择药物是关键，定期医院去复查，谨遵医嘱勿贪吃。所以，更简单来说，再加上两点，药不能随便吃，药不能随意停。

痛风急性发作期的用药

痛风急性发作时，首先尽可能静止，把患肢抬高，多喝白开水；如果仍不缓解，可患处局部冷敷，但禁止热敷；如果仍有疼痛，考虑药物治疗。

现在一线用药是秋水仙碱。秋水仙碱水剂量应用与既往较大剂量应用抗炎镇痛类药物效果类似，但副作用大大减少。扶他林、布洛芬、尼美舒利、美洛昔康、塞来昔布也是常用药物。在发作的前两天建议给最大量，等症状缓解后迅速减至常规剂量，疗程 7~10 d。糖皮质激素推荐为二线镇痛药物，仅当痛风急性发作累及多关节、大关节或合并全身症状时，才推荐全身应用糖皮质激素治疗。

关节疼痛持续发作，怎么办?

在有效的抗炎止痛基础上积极给予降尿酸治疗是缓解关节疼痛持续发作的关键。

如果患者在急性发作初期进行治疗，可以显著缩短发作的持续时间，而在发作期间不进行治疗，关节疼痛的持续时间会明显延长。

如果坚持在间歇期服用药物或采取其他有效的治疗方法，就可以有效减少发作次数。疾病发作持续的时间越长，对关节造成的损害就越严重，因此应尽量缩短发作的持续时间。

一旦发作应立即用药（起病的 24 h 内）治疗，非甾体类抗炎药、秋水仙碱和糖皮质激素均可有效抗炎镇痛，提高患者生活质量。

小剂量起始降尿酸药物，缓慢加量，有助于降低降尿酸药物治疗初期的痛风急性发作的风险。

以前犯过痛风，现在不疼，还需要吃药吗？

高尿酸血症和痛风的治疗，切记不可因症状稍有缓解而自行停药。要知道血尿酸长期达标才可明显减少痛风发作频率、预防痛风石形成、防止骨破坏、降低死亡风险及改善患者生活质量，这是预防痛风及其相关并发症的关键。

我们经常会碰到自作主张停药的患者朋友，隔几天关节又开始痛。所有患者都应该知道需要终生将血尿酸水平控制在目标范围 240~360 μmol/L。所以总的来说，大部分患者需终生降尿酸药物治疗；部分患者，若低剂量药物能够维持长期尿酸达标且没有痛风石的证据，可尝试停用降尿酸药物，但仍需定期监测血尿酸水平，维持血尿酸水平在目标范围。

如何对待痛风石

高尿酸没有控制好的痛风患者 10 年后就可以“长出”痛风石，20 年后约 70% 患者都会出现痛风石。痛风石是人体不堪尿酸负荷长期过载而发出的严重警告，也是痛风发展到较严重阶段的标志。

痛风石患者的降尿酸治疗同样是包括合理饮食，减重以及药物在内的综合治疗。常用的降尿酸药根据降尿酸的机制不同，分为抑制尿酸合成和促进尿酸排泄两类。

前者包括别嘌醇和非布司他，后者包括苯溴马隆。对于多数痛风石患者，单一药物治疗就能有效降低血尿酸水平。

但少数重度尿酸升高的患者，即使联合使用这些药物，血尿酸水平也不能得到良好控制。此时，可以尝试应用尿酸氧化酶类药物，如拉布立酶和普瑞凯希等治疗。此类药物能将尿酸氧化分解为极易溶解的尿囊素而随尿排出，可快速、强效降低尿酸。

理论上来说，血尿酸水平降的越低，越有利于痛风石的溶解；但血尿酸过低（持续低于 180 μmol/L），有可能损害大脑的认知功能。因此，对于痛风石患者而言，一定注意要将血尿酸水平控制在合理范围内，并且要长期维持，才能有助于机体健康。

一些巨大痛风石，出现破溃，伤口经久不愈或压迫神经的患者需要考虑手术清除痛风石，以改善局部功能，但术后仍必须进行长期规范的降尿酸治疗。

一手保护肾脏，一手控制血尿酸

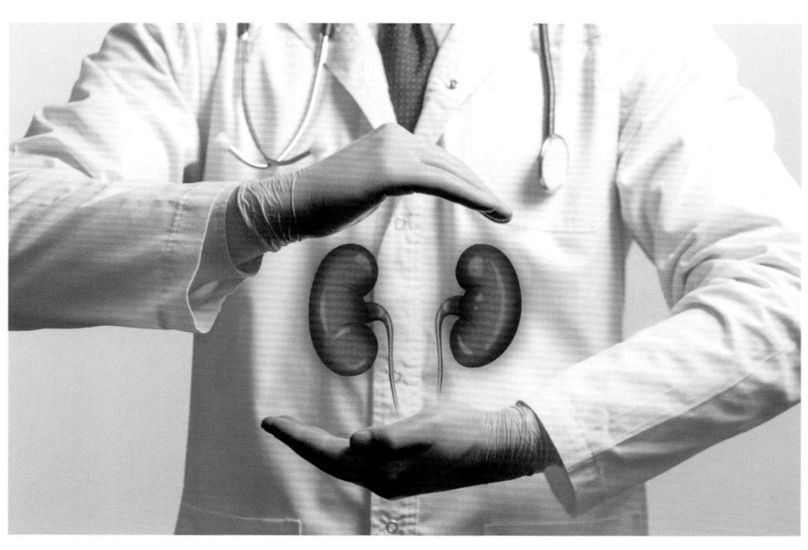

前面我们已经多次讲过，肾脏损害是高尿酸血症和痛风患者的常见严重并发症。是指以血肌酐水平升高为代表的肾脏排泄功能受损，简称肾功能受损。

人体内的尿酸 60%~70% 要经肾脏清除，所以肾脏排泄功能受损一定会使尿酸清除减少，加重血尿酸升高。同时持续的高尿酸血症又可导致尿酸盐在肾脏沉积，引发尿酸性肾病和尿酸性肾结石，进一步加重肾脏损伤。由此肾功能受损和高尿酸血症之间会形成恶性循环，彼此促进，使病情进一步恶化。所以一旦出现肾功能受损，对高尿酸血症患者而言，无异于是雪上加霜，也增加了治疗的难度。

功能受损会使血尿酸进一步升高，增加降尿酸治疗的难度。同时，肾功能受损还会改变部分降尿酸药物在人体内的代谢清除过程，进而影响这些药物的疗效和安全性。此时，必须根据药物的代谢清除特点和患者的肾功能受损情况来选择治疗药物和调整剂量，尽量选择受肾功能变化影响小且肾脏安全性高的药物。

非布司他和别嘌醇

同样是抑制尿酸产生的降尿酸药物，非布司他的肾脏安全性要显著优于别嘌醇。这是因为前者可经肾脏和肠道两个途径清除，而后者主要经肾脏排出。正因为这两种药物的代谢清除途径不同，在肾功能减退时，别嘌醇清除减少，会出现积聚，增加药物中毒风险。所以别嘌醇用于肾功能受损患者时，必须根据患者肾功能情况（肾小球滤过率）调整剂量。严重肾功能减退时禁用。而非布司他在轻中度肾功能减退时无须调整剂量。但严重肾功能减退时，也要减量。

苯溴马隆

作为促进尿酸排泄的降尿酸药，苯溴马隆主要经胆道排泄，在轻中度肾功能减退时，不会出现明显的药物蓄积，所以其肾脏安全性也比较好。但由于它是通过增加尿酸经肾排泄而发挥降尿酸作用，因此肾功能减退时其疗效会降低。同时由于其可使尿中尿酸含量增高，尿路结石或尿酸盐肾病患者要慎用。

非甾体抗炎药、秋水仙碱和糖皮质激素

肾功能受损患者出现急性痛风发作时，要注意抗炎止痛药物的合理选择和使用。因为非甾体抗炎药可能会引起急性肾缺血损伤而加重肾功能损害，所以肾功能减退者要慎用或禁用。

秋水仙碱摄入后大约有 20% 通过肾脏排出，加上有报道它可能引发急性肾损伤，所以肾功能受损者应减量，要根据估算的肾小球滤过率（eGFR）情况应用低剂量治疗。

与前两种抗炎止痛药相比，糖皮质激素对肾功能减退的痛风患者就相对安全很多。在急性痛风发作时，可以放心使用。

需要特别强调的是，肾功能受损的高尿酸血症患者，在治疗过程中一定要定期监测肾功能，并注意密切观察药物不良反应。一旦发现肾功能恶化或出现严重药物副作用，应及时就医。

目前临床上采用 eGFR 这一指标来衡量个体的肾功能情况。它是根据每个人的血肌酐、年龄和性别等情况，通过特定的公式计算而得到。它的数值越低，代表个体的肾功能受损越严重，肾功能越差。现在多家医院的肾功能化验单上都能直接看到 eGFR 数值（见下页图）。

检验报告

★尿素	5.8（mmol/L）	（3.1~8.8）
★肌酐	124.0（μmol/L）↑	（53~97）
★钙	2.02（mmol/L）↓	（2.11~2.52）
★磷	1.29（mmol/L）	（0.85~1.51）
★尿酸	389.0（μmol/L）↑	（155~357）
估算的肾小球滤过率	36.0 mL / (min · 1.73 m^2)	

吃着降尿酸药物，可关节疼痛怎么发作更频繁了，是药物没起作用吗？

痛风发作的基础和前提是血液中尿酸处于过饱和状态。且痛风患者在理想状态下，尿酸盐的排泄、组织沉积转移是一个缓慢平衡的过程。打破痛风患者既定的平衡因素，均可引起痛风发作。

长期降尿酸是根治痛风的关键。在降尿酸治疗初期（3~6 个月），血尿酸水平显著降低，12%~61% 的患者出现痛风的反复发作。这是由于当降尿酸药物进入体内发挥作用时，关节内外的痛风石或尿酸盐结晶会开始溶解，导致组织内的尿酸向血液内发生转移。当血液中的尿酸突然升高，很容易导致关节中尿酸的浓度平衡被打破，加速进入软组织产生新的结晶，从而诱发急性痛风的发作，使得患者的关节肿痛越来越严重。

所以，关节疼痛又发作了，这其实是降尿酸药物正在发生作用，导致血液中的尿酸水平明显波动。此时应继续坚持用药才能完全溶解关节处堆积的尿酸盐结晶，从而有效治疗痛风。

合并高血压，如何服药

我们已经知道，有些降压药可以使尿酸升高，尿酸是导致痛风的罪魁祸首，那么是先降压，还是先降尿酸呢？让我们一起来了解一下痛风合并高血压的药物选择。

常见的降压药有血管紧张素转换酶抑制剂（ACEI）、血管紧张素Ⅱ受体拮抗剂（ARB）、β 受体阻滞剂、利尿剂和钙通道阻滞剂等。看到这些专业名词，是不是一脸迷雾，那么咱们就换个姿势继续聊。

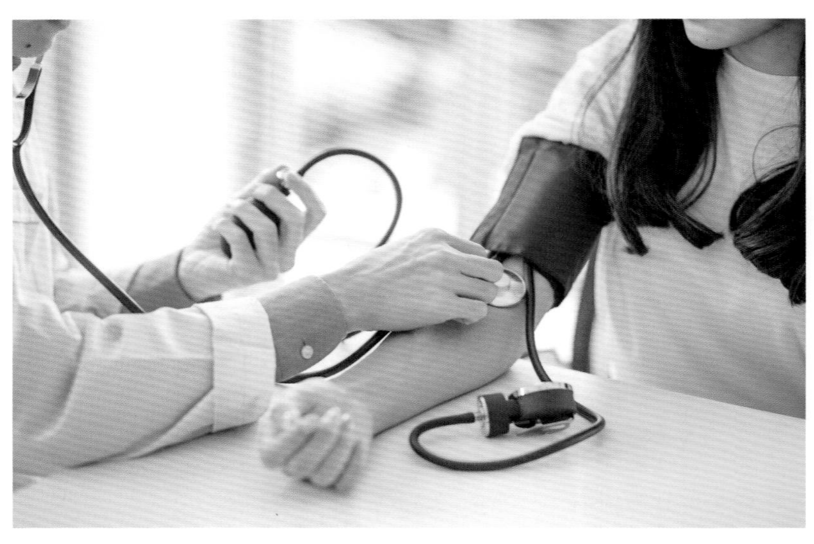

ACEI 都有哪些药物，适用于痛风患者吗？

ACEI 在临床中的主要药物包括盐酸贝那普利、赖诺普利、马来酸依那普利、卡托普利等，相信大家对他并不陌生。关于 ACEI 对尿酸代谢的影响，有几个有争议的报道。一些报道显示 ACEI 增加了患痛风的风险。相反，其他报告显示 ACEI 减少了尿酸在近端小管的重吸收，从而发挥降低尿酸作用。看到这儿，是不是想问，那到底可不可以吃呢？出于安全考虑，建议您暂时不要服用了，毕竟我们还有剩下的 4 种降压药可以选择呢！

ARB 都有哪些药物，适用于痛风患者吗？

ARB 在临床中的主要药物包括氯沙坦、缬沙坦等，氯沙坦不仅可以控制血压，还可通过增加肾脏尿酸的排泄来降低尿酸，当和钙通道阻滞剂连用有更明显的降尿酸的效果。这样既可以降压又可以降尿酸的药物，可谓是一石二鸟，是痛风患者的福音，可作为痛风合并高血压患者的首选药物。

β 受体阻滞剂都有哪些药物，适用于痛风患者吗？

β 受体阻滞剂代表药主要有美托洛尔、普萘洛尔等，研究显示这类药会导致尿酸水平的升高，长期服用会使血尿酸水平升高导致痛风的发生，因此不适用于高尿酸血症和痛风患者。

利尿剂都有哪些药物，适用于痛风患者吗？

利尿剂由于其在降压方面的肯定作用，被称为高血压患者的忠实伙伴，主要分为袢利尿剂、噻嗪利尿剂和保钾利尿剂。但是据研究发现，袢利尿剂（如呋塞米）、噻嗪利尿剂（如双氢克尿噻）不仅可使尿酸重吸收增加，还会减少尿酸排泄，使大量尿酸在体内蓄积，是导致痛风的头号杀手！因此虽然降压效果显著，但是对于痛风患者无疑是雪上加霜，所以不建议服用。而保钾利尿剂（如氨苯蝶啶或螺内酯等）有降尿酸作用，可以使用。

钙通道阻滞剂都有哪些药物，适用于痛风患者吗？

钙通道阻滞剂在临床比较常用，钙通道阻滞剂（二氢吡啶类钙通道阻滞剂如氨氯地平，长效钙通道阻滞剂如西尼地平）在降压的同时可通过增加肾脏尿酸的排泄来降低尿酸，并可降低痛风发作风险，因此非常适用于痛风合并高血压的患者。

让我们来简单总结一下。

高血压、高尿酸都是慢性病，只能控制不能治愈，需要终身治疗。

降尿酸治疗有利于血压的控制。

高血压合并痛风患者降压药物要选择不升高血尿酸的，最好是同时能降尿酸的。建议降压药物首选氯沙坦和（或）钙通道阻滞剂，不推荐噻嗪类和袢利尿剂等单独用于降压治疗。

当痛风遇上糖尿病该怎么办？

根据《指南》，目前已明确具有降尿酸作用的降糖药物主要有 α - 糖苷酶抑制剂、胰岛素增敏剂、二肽基肽酶 4（DPP-4）抑制剂、钠 - 葡萄糖协同转运蛋白 2（SGLT-2）抑制剂、二甲双胍等。胰升糖素样肽 1（GLP-1）受体激动剂利拉鲁肽和艾塞那肽均不影响血尿酸水平，但艾塞那肽可改善尿 pH，胰岛素通过促进尿酸重吸收增加血尿酸水平。因此建议痛风合并糖尿病时降糖药物优先选择兼有降尿酸作用的药物，次选对血尿酸水平无不良影响的药物。下面我们对不同的药物分别进行科普。

胰岛素

胰岛素是糖尿病患者比较常用的药物，但胰岛素可促进肾脏对尿酸的重吸收导致血尿酸水平升高，因此痛风合并糖尿病患者应慎用胰岛素。如果糖尿病病情需要长期使用胰岛素治疗，应定期监测血尿酸水平，联合使用降尿酸药物，防止血尿酸波动后痛风复发。

磺脲类降糖药

磺脲类降糖药也是糖尿病患者常用的一类药，它包括格列本脲、格列美脲、格列齐特等，长期服用这类降糖药会使血尿酸水平升高。

第一代磺脲类药如乙酰磺环己脲具有降低血糖与血尿酸的双重作用，但由于其半衰期长，易蓄积而致低血糖，不良反应又较第二代磺脲类药物多，故临床并不推荐使用。

钠－葡萄糖协同转运蛋白 2（SGLT-2）抑制剂

SGLT-2 抑制剂是美国食品药品监督管理局（FDA）推荐使用的降糖药物，于 2018 年 12 月在我国上市，它通过特异性抑制肾脏对葡萄糖的重吸收，增加尿糖的排泄而降低血糖，且不依赖胰腺 β 细胞的功能异常或胰岛素抵抗的程度。降糖效果优于传统的降糖药物，并且对于治疗糖尿病合并心脑血管病变有帮助，尤其对于糖尿病合并心衰患者疗效显著。研究还发现，SGLT-2 可以降低血尿酸。

双胍类降糖药

双胍类降糖药具有降体重作用，近年来研究发现，该类药物长期使用兼有降尿酸作用，故痛风合并糖尿病患者推荐使用。

胰岛素增敏药

胰岛素增敏药，如吡格列酮和罗格列酮均有降低尿酸和保护肾的作用，故痛风合并糖尿病患者推荐使用。

α－糖苷酶抑制药

α-糖苷酶抑制药，如阿卡波糖（拜糖平）升尿酸作用不明显，痛风合并糖尿病患者可以使用。

胰升糖素样肽 1（GLP-1）受体激动剂

GLP-1 受体激动剂利拉鲁肽和艾塞那肽均不影响血尿酸水平，但艾塞那肽可改善尿 pH。

二肽基肽酶抑制药（DPP-4）

DPP-4 能够改善胰岛功能，减轻胰岛素抵抗，不会引起血尿酸升高，甚至能够通过降低血清胰岛素水平和减轻体重的作用起到一定降低血尿酸的作用。

痛风合并高脂血症你怕了吗？

高脂血症是指血清中脂蛋白浓度异常升高，可以简单地将其分为高胆固醇血症、高甘油三酯血症、混合型高脂血症和低高密度脂蛋白胆固醇血症。临床上又可以将其分为原发性高脂血症和继发性高脂血症。

对于高脂血症药物治疗排在首位的是他汀类药物，因为它既可以降低血脂又可以保护血管，所以它是血脂治疗最常用的药物。贝特类药物，主要降低血液中的甘油三酯水平。

痛风合并高甘油三酯血症时调脂药物建议首选非诺贝特

贝特类药物是常用的降血脂药物，其代表药物有非诺贝特。它主要用于高甘油三酯血症，或以甘油三酯升高为主的混合性高脂血症。非诺贝特降低甘油三酯的效果优于降胆固醇，并且它通过抑制肾脏对尿酸重吸收促进肾脏尿酸排泄。因此专家建议当痛风合并高甘油三酯血症时调脂药物建议首选非诺贝特。

痛风合并高胆固醇血症患者调脂药物建议首选阿托伐他汀钙

他汀类的药物是一款经典、有效的降血脂药物，而且应用非常广泛。其代表药有阿托伐他汀钙，它不但能降低胆固醇，还有一定的抗炎、保护血管内皮的作用，并且可以促进肾脏尿酸排泄，降低血尿酸水平。因此痛风合并高胆固醇血症患者调脂药物建议首选阿托伐他汀钙。

烟酸、胆酸螯合剂

烟酸、胆酸螯合剂这两类药物由于在临床上使用有一定的争议，故使用较少。

阿司匹林升血尿酸，还能服用吗?

这个问题，也是临床上比较常见的一个现象，很多中老年患者朋友需要持续服用小剂量阿司匹林来进行心血管疾病的预防。但是阿司匹林升血尿酸的作用也是实实在在的，那么如何平衡它们之间的关系呢?

有研究发现，不同剂量的阿司匹林对尿酸排泄的作用是不一样的。正常状态下，尿酸随血液循环流入肾小球时几乎全部由肾小球滤过；但其中大多被近端肾小管重吸收，然后又由远曲小管分泌，最终随尿排泄。人体对尿酸这样曲折而又繁复的排泌过程，是有其深刻的生物学意义的。不论怎样，完整的肾小球和肾小管功能状态是保证尿酸排泄的重要条件。其中至少有一个很重要的物件——尿酸盐转运蛋白 1（URAT1）发挥着关键性作用。阿司匹林就是通过 URAT1 影响肾脏对尿酸的排泄，且因剂量大小，呈现出截然不同的双重效应。

2014 年的一项研究发现，小剂量（< 0.5 g/d）的阿司匹林与痛风发作与再发有较高的相关性，这种相关性随着剂量减少而增强，剂量越小，痛风发生风险便越高；阿司匹林（75~150 mg/d）能够明显改变老年人肾脏的尿酸清除能力。小剂量阿司匹林，作为阴离子底物加强 URAT1 活性，增加对尿酸盐的重吸收，引起尿酸潴留。然而，大剂量（> 3 g/d）阿司匹林作为 URAT1 抑制剂，减弱其重吸收尿酸盐，促进尿酸排泄。

可能患者更关心的问题是，小剂量（75~150 mg/d）阿司匹林长期使用，将如何割舍呢?

总体而言，阿司匹林是否需要停用，应该看它是益处更大，还是弊端更多。如果明确阿司匹林导致或加重高尿酸血症或痛风发作，且阿司匹林又只是用作心血管疾病的“初级预防”，则阿司匹林是可以考虑停用，或者用氯吡格雷（另一种抗血小板聚集药物，不影响血尿酸代谢）来替代的。

患者若必须长期服用小剂量阿司匹林以预防心血管疾病，就不应该因为担忧血尿酸升高而自行停药；患者应当密切监测血尿酸水平，以便及时调整治疗方案，这样有助于化解痛风发作的风险。有研究显示，服用丙磺舒（一种治疗痛风药物）的痛风患者，同时服用小剂量阿司匹林并不影响丙磺舒的促尿酸排泄作用。因此，即便是某些患者因服用阿司匹林诱发痛风，也可以采取启用或调整降尿酸药物，以减弱或消除阿司匹林升高血尿酸的不利影响。

事实上临床情况是非常复杂的，比如，若患有低白蛋白血症，或者同时使用利尿剂，这些都有增强小剂量阿司匹林的尿酸潴留作用。因此，要加强药物性高尿酸血症的警觉性，识别并关注风险药物，积极调整降尿酸药物。至于阿司匹林如何使用，要分清楚主次，权衡利弊，请咨询您的医生。尤其是存在下列情形时，更应如此。

小剂量阿司匹林，影响肾脏排泄尿酸，从而升高血尿酸水平，尤其是伴低蛋白血症和应用利尿剂时。

在服用丙磺舒的基础上，每日加服小剂量阿司匹林，不会明显影响丙磺舒促尿酸排泄的疗效。

痛风急性发作时，应避免应用小剂量阿司匹林。

对于必须应用抗血小板药物（如急性冠脉综合征患者）时，应权衡利弊，可不停用小剂量阿司匹林。

老年高尿酸血症患者，在应用小剂量阿司匹林时，应注意监测尿酸水平与肾功能情况。

利尿剂升血尿酸，还能吃吗？

首选氯沙坦、钙通道阻滞剂

在临床上，高尿酸血症常常与“三高”（高血压、高血糖、高血脂）相伴相生，不少“三高”患者也常常合并高尿酸血症。其中，47.2%~77.7% 的高尿酸血症与痛风患者合并有高血压，因此，高尿酸血症和痛风患者的降压治疗常常是不可避免的。中华医学会内分泌学分会《指南》首次对痛风常见合并症的药物选择做出推荐：坚持“综合治疗”的原则，选择兼有降尿酸作用的药物、避免升尿酸药物。对于高尿酸血症与痛风患者合并高血压时，不推荐噻嗪类和袢利尿剂等排钾利尿药物单独用于降压治疗，建议首选氯沙坦和（或）钙通道阻滞剂降压药物。

利尿剂是一类作用于肾脏的，增加水和电解质排泄、使尿量增加的药物。临床实践中，利尿剂的使用极为广泛，尤其是老年患者。由于利尿剂降压效果肯定，在高血压患者降压药物治疗方案中，就经常联用噻嗪类利尿剂；利尿剂治疗心衰也是不可缺少的药物，此外还用于治疗各种原因引起的水肿。现已认识到，利尿剂是引起高尿酸血症的重要原因之一。那么，利尿剂为何导致血尿酸升高，我们如何更好地使用利尿剂呢？只有充分认识，才不至于因噎废食，避免因过度担忧其副作用而乱停药。

利尿剂诱发痛风

事实上几乎所有排钾利尿剂，包括袢利尿剂、噻嗪利尿剂和噻嗪样利尿剂，都可增加痛风发生的风险。其中，袢利尿剂增加痛风发生风险似乎比噻嗪类利尿剂要强一些。袢利尿剂和噻嗪类利尿剂通过作用于肾脏 URAT1，促进其对尿酸盐的重吸收，减少尿酸排泄，使血尿酸升高。

药物性高尿酸血症患者中，大约 2/3 的患者没有明显临床症状。既往有痛风发作史或者有痛风家族史的高血压患者，服用利尿剂后会增加痛风发作频率。利尿剂诱发痛风的临床特点，与原发性痛风并无明显差异，仅凭临床症状常难以鉴别。利尿剂引起的高尿酸血症，临床上若无症状，也很少需要用降尿酸药物去治疗它。因为，利尿剂引起的血尿酸升高与药物治疗显著相关。在利尿剂治疗开始后几天内，即可观察到呈剂量依赖的血尿酸升高；若治疗继续，则血尿酸升高可持续存在；利尿剂升高血尿酸高出基线值 6%~21%；停用利尿剂数月后，升高的血尿酸即可恢复到基线水平。即便是噻嗪类利尿剂诱发急性痛风发作的高血压患者，通常只考虑减量而不是停用噻嗪类药物，被认为是比较合适的选择。

就具体患者而言，是否需要降尿酸药物治疗，需根据具体病情进行个体化处理。倘若痛风症状不能减缓，或者控制血尿酸水平不能达标，则需要启动包括别嘌呤醇和（或）苯溴马隆的降尿酸药物治疗。

针对高尿酸血症要积极倡导常规处理，并身体力行。比如，改变生活方式，饮食以低嘌呤食物为主，多饮水（每日饮水量不少于 2000 mL），碱化尿液（当尿 pH < 6.0 时）。维持尿 pH 在 6.2~6.9，有利于尿酸盐结晶溶解和从尿液中排出。因为尿量与尿液酸碱度也是决定尿酸能否由肾充分排泄的重要条件。

总而言之，高血压合并高尿酸血症的患者，应谨慎选择使用利尿剂。针对可疑药物诱发的高尿酸血症和痛风患者的管理，首先需甄别高尿酸血症是否因药物所引起，其次考虑是否要停用或者替换该药物，最后才决定是否需要降尿酸药物治疗。

就临床实践而言，就算明知利尿剂可能导致血尿酸升高，但这些药物的使用对治疗高血压或慢性心衰来说可能是必要的，显然停药常不可取。那么，最好的解决方法就是优化治疗方案，比如，考虑替代或联用不升高或可降低血尿酸的降压药物（如氯沙坦等）；当然减少利尿剂的剂量可能是更优先考虑的选择，但一定要定期去医院监测血尿酸水平。

因此，对于需要利尿剂辅助控制高血压的患者，担忧利尿剂引起高尿酸血症就自行停药，这样做是不适当的。再次强调，利尿剂引起的高尿酸血症是呈剂量依赖性的，比如小剂量（12.5 mg/d）和大剂量（50 mg/d）氢氯噻嗪的降压效果是相当的，而小剂量氢氯噻嗪几乎不会引起高尿酸血症。所以，选择小剂量氢氯噻嗪治疗，应当是优先考虑的临床策略。需要长期服用利尿剂的慢性心衰患者，若病情允许，也应同样选择低效利尿剂替代中高效利尿剂的治疗策略。

碳酸氢钠片需要一直吃吗？

这是一个非常实际的，也是常令人疑惑的问题。中华医学会内分泌学分会《指南》首次对碱化尿液相关问题进行了推荐。尿液酸碱度（尿 pH）低于 6 是尿酸性肾结石形成的重要原因，碱化尿液是预防和溶解尿酸性肾结石的主要方法。常用药物有碳酸氢钠和枸橼酸制剂。

对于高尿酸血症与痛风患者，服用促尿酸排泄药物（如苯溴马隆），可导致尿液中尿酸浓度明显升高，从而增加尿酸性肾结石形成的风险。如果已经患有肾结石，则需要将尿液 pH 保持在 6.2~6.9；因为如果尿液 pH 持续大于 7，尽管可以增加尿液中的尿酸溶解度，但也会增加钙盐结石的发生风险。因此《指南》推荐，高尿酸血症与痛风患者的最佳晨尿 pH 为 6.2~6.9，并且建议采用简易尿液酸碱度仪，自行定期监测晨尿 pH。如果晨尿 pH < 6.0，则建议服用枸橼酸制剂或碳酸氢钠片以碱化尿液，使晨尿 pH 维持在 6.2~6.9，这样有利于降低尿酸性肾结石的发生风险和促进尿酸性肾结石的溶解。

前已述及，尿液酸碱度是决定尿酸能否由肾脏充分排泄的重要条件之一。碳酸氢钠呈碱性可以碱化尿液，增加尿液中尿酸的溶解度，促进尿酸的排出，并防止肾脏尿酸结石的生成。高尿酸血症患者需经常服用（每次口服 0.5~1.0 g，每日 3 次），用以碱化尿液。但是服用碳酸氢钠并不是无条件的，不一定需要也不是可以一直使用的。当尿液过度碱化，如 pH ＞ 6.9 时，尿液中钙盐和镁盐反而容易生成结石。因此，服用碳酸氢钠时，应定期检查尿常规，将尿 pH 控制在 6.2~6.9。当然，碳酸氢钠是比较适合于慢性肾功能不全合并代谢性酸中毒患者。

有时患者服用碳酸氢钠，会因为与胃酸中和，导致胀气、胃肠道不适等不良反应，但一般是可以耐受的。若长期服用碳酸氢钠，则需警惕血钠升高及高血压风险。此外，血液中碳酸氢根浓度超过 26 mmol/L，将增加心力衰竭的风险；血碳酸氢根浓度低于 22 mmol/L，则增加肾脏疾病的风险。因此，患者在服用碳酸氢钠碱化尿液的过程中，最好将血液中碳酸氢根浓度维持在 22~26 mmol/L。

显而易见，碳酸氢钠是碱化尿液的常用药物，但不是所有人都需要或者说都可以一直服用。

降尿酸药物需要吃多长时间?

高尿酸血症患者最关心的问题——到底要吃多久的药？真是终生吃药吗？其实是否一直吃药的前提是：不吃药尿酸会维持在达标水

平吗？不吃药，如何预防痛风发作？

两次痛风发作中间这个时间段，称为痛风间歇期，这个时期用药主要是降尿酸，是为了预防痛风发作或消除痛风石。在间隙期如果不用药，“好了伤疤忘了疼”，也不注意调整饮食和生活方式，不久又会再迎来一次痛风发作，再次遭受疼痛的过程。

常见的降尿酸的药物有非布司他、别嘌醇、苯溴马隆等，吃多久呢？这得视情况而定。对大多数痛风朋友来说，通过吃 2~5 年的降尿酸药，尿酸始终稳定维持在达标水平，体内的尿酸盐晶体也溶解干净了，咨询医生后根据医生建议是可以逐渐减量，并尝试着停药的。问题的核心来了，就是停药以后，尿酸能不能保持在 360 μmol/L 以下，若能，就可以停药；若不能，则需要继续吃药。

总之，至少尿酸持续达标 6 个月才可以试着减量或停药。值得注意的是，患者可以先减量，如果尿酸没有明显升高，再考虑停药，绝不能骤然停药。

血尿酸的控制目标

关于这个问题，在前面多处提到过了，这里我们再来总结一下。

没有痛风石的痛风患者，建议把血尿酸值降到 360 μmol/L 以下，可以保持血尿酸在尿酸盐晶体的溶解度以下，促使已经存在或可能存在的尿酸盐晶体溶解。

有痛风石的痛风患者，建议把血尿酸降到 300 μmol/L 以下，可以控制痛风原发病，降低血尿酸可减少尿酸盐结晶沉积肾脏，保护肾功能。

多发性痛风石、难治性痛风、破溃性痛风石，血尿酸控制在 240 μmol/L 左右（尿酸水平 < 300 μmol/L 维持 6 个月以上，痛风石可逐渐溶解、缩小）。关节炎频繁发作症状改善，再将治疗目标改为血尿

酸 < 360 μmol/L。

痛风发作的中药治疗

痛风在西医看来是由尿酸盐在关节腔沉积所致，与嘌呤代谢紊乱相关，包括急性、慢性和缓解期。而从中医来讲，痛风属于痹病的范畴，比如，痛风一词最早见于梁代陶弘景的《名医别录》，我们的祖先早在几千年前就发现痛风与后天饮食不节，包括贪饮、少动及过食肥甘厚味食物有关，而且长期饮食不节制还会引起脾胃运化失健，导致湿热、痰浊等内邪产生，气血和经脉出现痹阻，进而引发痛风急性发作（表现为局部发热、肿胀和疼痛），治疗以土茯苓、连翘、仓术等清利湿热、活血通痹的药物为主；慢性痛风性关节炎则多存在寒湿阻滞、血脉痹阻，需给予防风、川牛膝、秦皮、木瓜等化湿散寒、活血的药物，而缓解期常有脾肾亏虚、湿瘀互阻，需服用杜仲、补骨脂、车前子等以温补脾肾。此外，中医除了中药内服外，还有外敷及针刺等方法，帮助减轻疼痛症状。

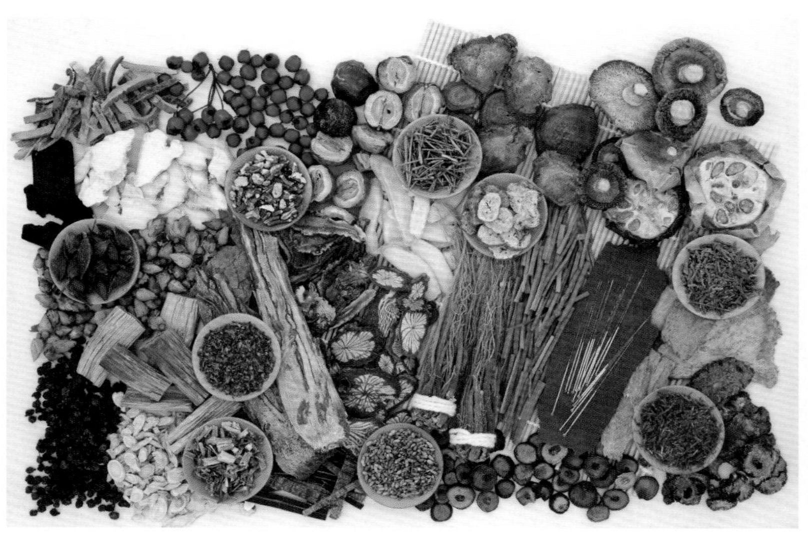

附录篇

常见食物嘌呤含量表（每 100 g 食物嘌呤含量）

高嘌呤食物：大于 150 mg/100 g；中嘌呤食物：50~150 mg/100 g；低嘌呤食物：< 50 mg/100 g

谷薯类及其制品							
种类	嘌呤 / mg	种类	嘌呤 / mg	种类	嘌呤 / mg	种类	嘌呤 / mg
甘薯	2.4	玉米	9.4	通心粉	16.5	糙米	22.4
荸荠	2.6	高粱	9.7	面粉	17.1	麦片	24.4
马铃薯	3.6	芋头	10.1	糯米	17.7	薏米	25.0
树薯粉	6.0	米粉	11.1	白米	18.1	燕麦	25.0
小米	7.3	小麦	12.1	面条	19.8	大豆	27.0
冬粉	7.8	淀粉	14.8	面线	19.8	米糠	54.0

蔬菜类							
种类	嘌呤 / mg	种类	嘌呤 / mg	种类	嘌呤 / mg	种类	嘌呤 / mg
冬瓜	2.8	胡萝卜	8.9	莴仔菜	15.2	九层塔	33.9
南瓜	2.8	圆白菜	9.7	蒿子青蒿	16.3	大蒜	38.2
洋葱	3.5	榨菜	10.2	韭黄	16.8	大葱	38.2
番茄	4.2	萝卜干	11.0	空心菜	17.5	海藻	44.2
姜	5.3	苦瓜	11.3	芥兰菜	18.5	笋干	53.6
葫芦	7.2	丝瓜	11.4	韭菜花	19.5	金针菇	60.9
萝卜	7.5	荠菜	12.4	芫荽	20.0	海带	96.6
胡瓜	8.2	芥菜	12.4	雪里蕻	24.4	紫菜	274.0
酸菜类	8.6	芹菜	12.4	菜花	24.9		
腌菜类	8.6	白菜	12.6	韭菜	25.0		
苋菜	8.7	青葱	13.0	鲍鱼菇	26.7		
葱头	8.7	菠菜	13.3	蘑菇	28.4		

续表

蔬菜类							
青椒	8.7	辣椒	14.2	生竹笋	29.0		
蒜头	8.7	茄子	14.3	油菜	30.2		
黑木耳	8.8	小黄瓜	14.6	茼蒿菜	33.4		

豆类及豆制品							
种类	嘌呤/mg	种类	嘌呤/mg	种类	嘌呤/mg	种类	嘌呤/mg
去根豆芽菜	14.6	红豆	53.2	熏干	63.6	黑豆	137.4
豆浆	27.7	豆腐	55.5	豆干	66.5	豆芽	166.0
敏豆	29.2	杂豆	57.0	绿豆	75.1		
四季豆	29.7	花豆	57.0	豌豆	75.7		
皇帝豆	32.2	菜豆	58.2	黄豆	116.5		

肉类							
种类	嘌呤/mg	种类	嘌呤/mg	种类	嘌呤/mg	种类	嘌呤/mg
猪血	11.8	兔肉	107.6	鸡胸肉	137.4	牛肝	169.5
猪皮	29.8	羊肉	111.5	鹿肉	138.0	马肉	200.0
火腿	55.0	鸭肠	121.0	鸡胗	138.4	猪大小肠	262.2
猪心	65.3	瘦猪肉	122.5	鸭肉	138.4	猪脾	270.6
猪脑	66.3	鸡心	125.0	猪肺	138.7	鸡肝	293.5
牛肚	79.0	猪肚	132.4	鸡腿肉	140.3	鸭肝	301.5
鸽子	80.0	猪肾	132.6	鸭心	146.9	熏羊脾	773.0
牛肉	83.7	猪腰	133.0	鹅肉	165.0	小牛颈肉	1260.0
猪肉	83.7	鸭胗	137.4	猪肝	169.5		

续表

水产类							
种类	嘌呤/mg	种类	嘌呤/mg	种类	嘌呤/mg	种类	嘌呤/mg
海参	4.2	鳗鱼	113.1	鲨鱼	166.8	蛙鱼	297.0
海蜇皮	9.3	蚬子	114.0	虱目鱼	180.0	蛤蛎	316.0
鳜鱼	24.0	大比目鱼	125.0	乌鱼	183.2	沙丁鱼	345.0
金枪鱼	60.0	刀鱼	134.9	鲭鱼	194.0	秋刀鱼	355.4
鱼丸	63.2	鲫鱼	137.1	吴郭鱼	199.4	皮刀鱼	355.4
鲑鱼	70.0	鲤鱼	137.1	鲢鱼	202.4	凤尾鱼	363.0
鲈鱼	70.0	虾	137.7	四破鱼	217.5	鳊鱼干	366.7
鲨鱼皮	73.2	草鱼	140.3	鱿鱼	226.2	青鱼鲱鱼	378.0
螃蟹	81.6	黑鲳鱼	140.3	鲳鱼	238.0	干贝	390.0
乌贼	89.8	红鲋	140.3	白鲳鱼	238.1	白带鱼	391.6
鳝鱼	92.8	黑鳝	140.6	牡蛎	239.0	带鱼	391.6
鳕鱼	109.0	吞拿鱼	142.0	生蚝	239.0	蚌蛤	436.3
旗鱼	109.8	鱼子酱	144.0	鳗鱼泥鳅	247.3	熏鲱鱼	840.0
鱼翅	110.6	海鳗	159.5	三文鱼	250.0	小鱼干	1538.9
鲍鱼	112.4	草虾	162.0	吻仔鱼	284.2	白带鱼皮	3509.0

蛋/奶/糕点类							
种类	嘌呤/mg	种类	嘌呤/mg	种类	嘌呤/mg	种类	嘌呤/mg
牛奶	1.4	鸭蛋黄	3.2	皮蛋黄	6.6.0	黑麦薄脆	60.0
皮蛋白	2.0	鸭蛋白	3.4	脱脂奶粉	15.7		
鸡蛋黄	2.6	鸡蛋白	3.7	干酪	32.0		

续表

水果类							
种类	嘌呤/mg	种类	嘌呤/mg	种类	嘌呤/mg	种类	嘌呤/mg
杏子	0.1	鸭梨	1.1	芒果	2.0	小番茄	7.6.0
石榴	0.8	西瓜	1.1	橙子	3.0	大樱桃	17.0
凤梨	0.9	香蕉	1.2	橘子	3.0	草莓	21.0
菠萝	0.9	桃子	1.3	柠檬	3.4	无花果	64.0
葡萄	0.9	枇杷	1.3	哈密瓜	4.0		
苹果	0.9	杨桃	1.4	李子	4.2		
梨子	1.1	木瓜	1.6	番石榴	4.8		

硬果/干果类							
种类	嘌呤/mg	种类	嘌呤/mg	种类	嘌呤/mg	种类	嘌呤/mg
葡萄干	5.4	龙眼干	8.6	栗子	34.6	白芝麻	89.5
红枣	6.0	桂圆干	8.6	莲子	40.9	花生	96.3
黑枣	8.3	瓜子	24.2	黑芝麻	57.0	干葵花籽	143.0
核桃	8.4	杏仁	31.7	腰果	80.5		

药材/调味及其他							
种类	嘌呤/mg	种类	嘌呤/mg	种类	嘌呤/mg	种类	嘌呤/mg
蜂蜜	1.2	番茄酱	3.0	酱油	25.0	白术	98.9
米醋	1.5	冬瓜糖	7.1	枸杞	31.7	香菇	214.5
糯米醋	1.5	高鲜味精	12.3	味噌	34.3	酵母粉	559.1
果酱	1.9	啤酒	14.0	银耳	98.9		

适合痛风患者食用的菜式推荐

嘌呤含量：低

素冬瓜汤

- 原料：冬瓜 50 g、莲子 30 g、黑木耳 30 g。
- 制作方法：

1. 冬瓜去皮和瓤，切成片。
2. 炒锅放到火上，放入色拉油烧热倒入水 400 mL，放入冬瓜、莲子、精盐、味精，烧开后，放入黑木耳，盛入汤碗即可。

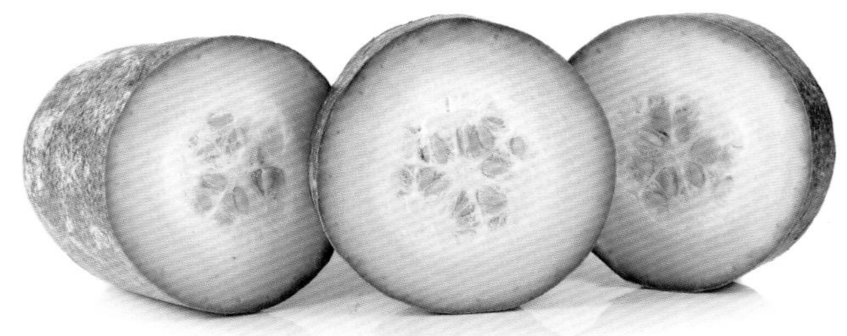

素炒西兰花

- 原料：胡萝卜 100 g、蘑菇 50 g、西兰花 30 g。
- 配料：食用油 5 g、盐 5 g、味精 2 g、白糖 1 g。
- 制作方法

1. 西兰花切小朵。
2. 大蒜剥去蒜皮，拍碎剁成蒜末。
3. 胡萝卜去皮洗净，切片。
4. 西兰花、蘑菇、胡萝卜放入开水中氽烫 30 s 捞出。
5. 锅中倒入油烧热，把蒜末爆香，再放入西兰花、蘑菇、胡萝卜炒匀。
6. 放入调味料（盐、味精等）即可。

小贴士　西兰花为十字花科蔬菜，含有丰富的营养物质，并且嘌呤含量极低。西兰花还具有很好的抗癌效果，常吃对抗癌、防癌都有好处。它可以作为痛风患者饮食中常出现的菜肴。

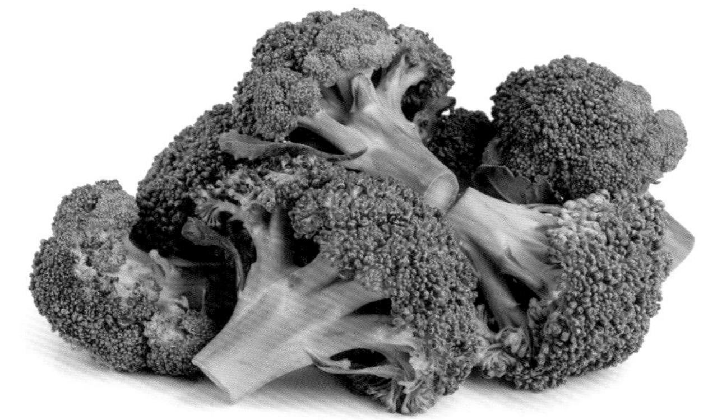

蒜蓉西兰花

- 原料：西兰花、大蒜、鸡精。
- 制作方法：

  1. 将西兰花掰成小朵，放入开水中焯至五成熟。
  2. 将焯好的西兰花放入锅内翻炒，然后放入盐和蒜末，出锅时加些鸡精即可。

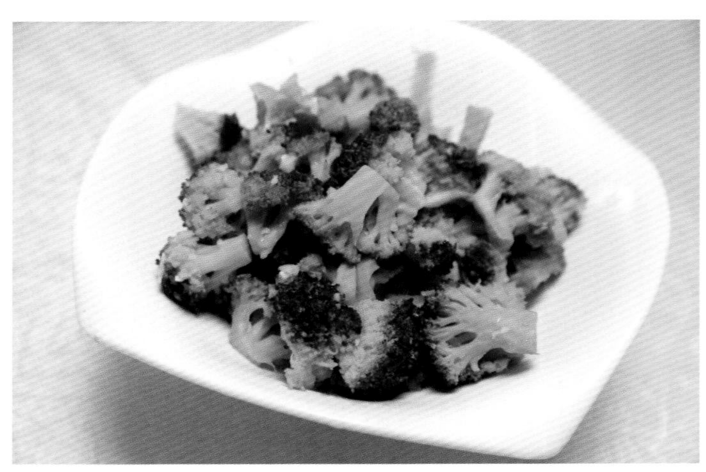

糖醋黄瓜

- 原料：小黄瓜 150 g、辣椒丝 10 g。
- 配料：糖、醋、盐、味精各适量。
- 制作方法：

1. 将新鲜质嫩的黄瓜，切成片备用，再与精盐拌匀，入味，沥干水分。
2. 把糖、醋、盐、味精、辣椒丝、香油调成味汁，与黄瓜拌匀，盛盘即成。

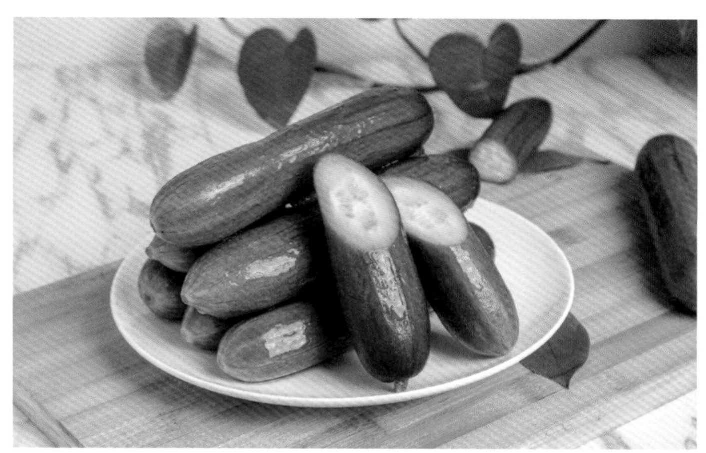

蒜泥黄瓜

- 原料：黄瓜 500 g。
- 配料：辣椒油 15 g、蒜泥 25 g、味精 5 g、精盐 5 g、香油 15 g、酱油 10 g。
- 制作方法：

1. 将新鲜质嫩的黄瓜，切成上厚下薄的滚刀小块，再与精盐拌匀，入味，沥干水分。
2. 把酱油、蒜泥、味精、辣椒油、香油调成味汁，与黄瓜拌匀，盛盘即成。

小贴士 黄瓜属于一种碱性瓜菜食品，它含有丰富的维生素 C、钾盐和多量的水分。中医认为黄瓜有除热、利水、解毒、生津止渴的作用。《本草求真》曾说：“黄瓜气味甘寒，服此能利热利水。”这对痛风之人血尿酸偏高者，通过“利热利水”作用而排泄出多余的尿酸，颇有益处。推荐生吃或凉拌。

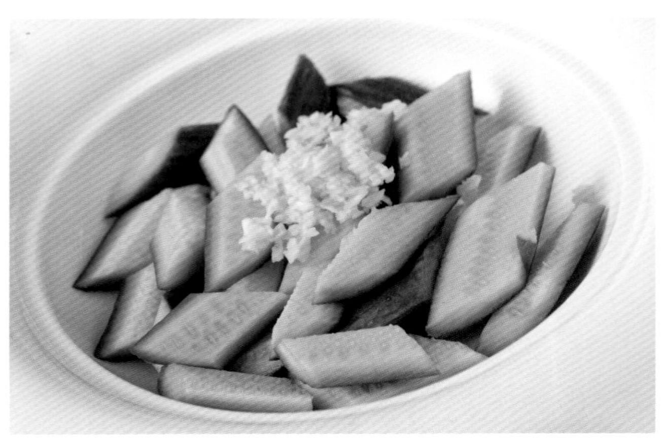

丝瓜炒蛋

- 原料：丝瓜 500 g、鸡蛋 1 个。
- 配料：姜丝、小葱、香油、盐、鸡精、胡椒粉适量。
- 制作方法：

1. 将丝瓜去皮，洗净切菱形块待用。
2. 将鸡蛋打入碗中，放少许盐、小葱花，用筷子将其搅拌均匀。
3. 点火，在锅里放油，待四成热的时候，下少许姜丝煸炒一会，倒入调好的蛋液，滑炒片刻取出待用。
4. 在锅内放油，等四成热时下少许姜丝煸炒一会，把丝瓜放入，炒 1~2 min 加滑炒好的鸡蛋，放适量盐、胡椒粉，炒到丝瓜变软的时候，加鸡精、葱花、香油翻炒起锅，装盘即可。

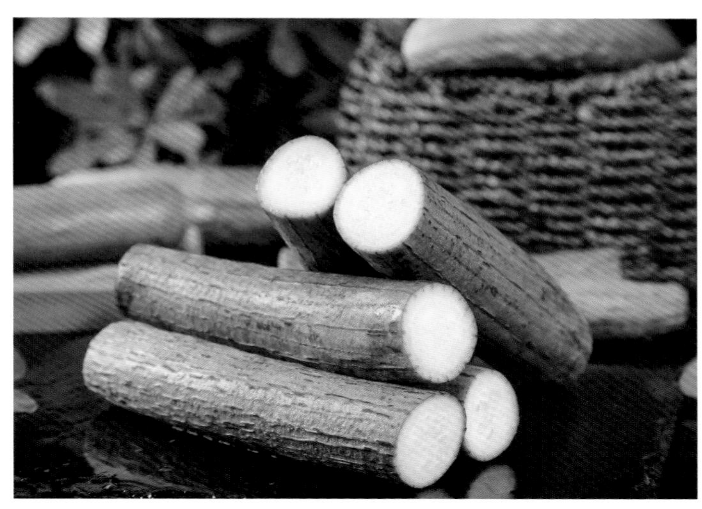

小贴士 丝瓜为葫芦科植物丝瓜或粤丝瓜的鲜嫩果实，又称吊瓜，原产于南洋，明代引种到我国，成为常吃的蔬菜。丝瓜的药用价值最高，全身都可入药。丝瓜中含有防止皮肤老化的B族维生素，有利于小儿大脑发育及中老年人大脑健康。丝瓜中维生素C含量较高，能保护皮肤、消除斑块，使皮肤洁白、细嫩，是不可多得的美容佳品，故丝瓜汁有“美人水”之称。还可用于抗坏血病及预防各种维生素C缺乏症。其有很强的抗过敏作用，有利尿消肿的功效。

素拌芹菜

- 原料：芹菜 500 g。
- 配料：盐 4 g、味精 3 g、香油 15 g、醋 4 g。
- 制作方法：

1. 将芹菜撕筋洗净，切成 4 cm 长的小段。
2. 将芹菜入沸水锅内焯水断生后捞出，放入冷水中过凉，再取出沥干水分，放入盘中，拌入精盐、味精、香油、醋即可。

小贴士 芹菜中含有丰富的维生素和矿物质，基本上不含嘌呤，这对痛风患者、血尿酸偏高患者和高血压患者十分有益。

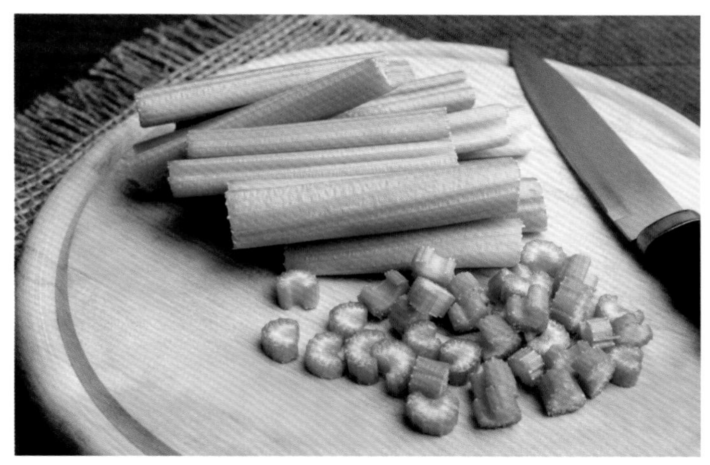

糖醋萝卜丝

- 原料：水萝卜 500 g
- 配料：白糖 50 g、醋 50 g。
- 制作方法：

  将水萝卜带皮洗净，切成细丝，然后加入白糖和醋拌匀即可。此法会保留水萝卜的营养成分，适用于痛风患者的食疗。

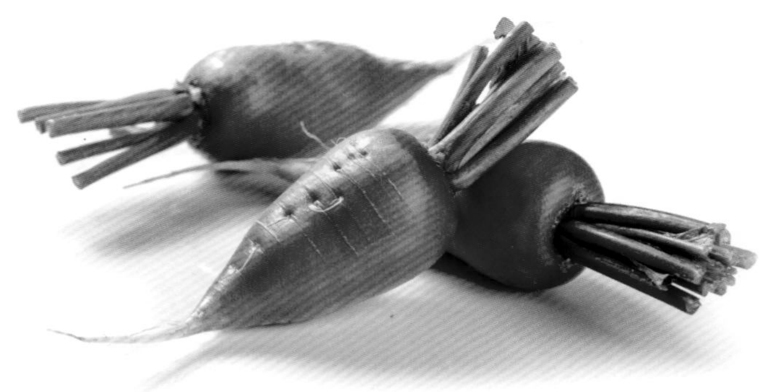

凉拌土豆丝

- 原料：土豆、青椒
- 配料：盐、醋、香油。
- 制作方法：

1. 将土豆、青椒切成丝。
2. 将土豆丝和青椒丝放在煮沸腾的水里焯一下，半成熟即可，冷水浸泡，这样就有脆脆的口感。
3. 把焯好的土豆丝和与青椒丝放在盘子里，洒上精盐、醋和香油等（依个人口味酌量添加），拌匀，待5~10 min，味道都进去之后就可以食用了。

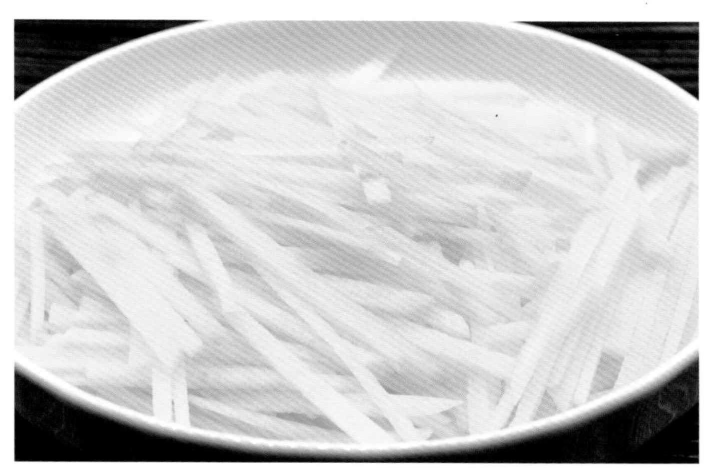

醋溜白菜

- 原料：大白菜。
- 配料：葱、姜、酱油、盐、鸡精、十三香粉、白醋适量。
- 制作方法：

1. 白菜，葱切末，姜丝。
2. 锅内上底油，下入葱花，姜末爆香，随即滴几滴酱油，烧出香味。
3. 下入白菜和少量的盐微微逼出白菜的水分。
4. 加鸡精、十三香粉和白醋。
5. 勾芡出锅即可。

小贴士　大白菜是一种基本上不含嘌呤的四季常青蔬菜，它不仅含较多的维生素C和钾盐，而且还属于一种碱性食物。《滇南本草》说它能“利小便”，认为此菜还有解热除烦，通利肠胃的功效。所以，痛风之人一年四季均可常吃多吃。

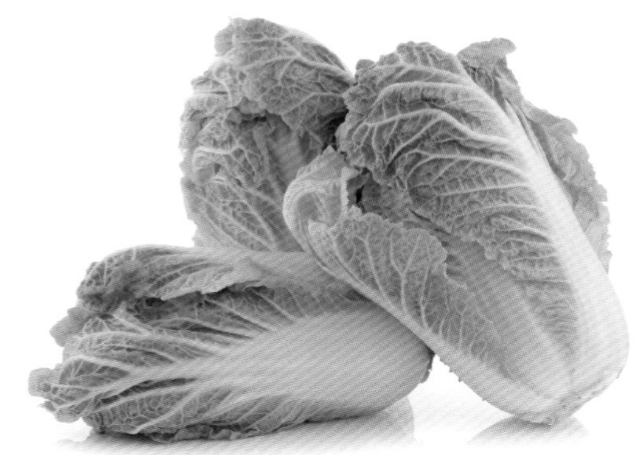

蒜茄子

- 原料：鲜嫩紫茄子。
- 配料：大蒜适量、精盐适量。
- 制作方法：

1. 茄子洗净，切成两片，置锅内蒸透，晾凉待用。
2. 大蒜剥皮，拍扁剁成碎末儿。
3. 两片茄子之间放少量蒜末儿，外面抹一层盐，食用时放入味精、滴入香油，捣烂拌匀即可。

小贴士 本菜清凉爽口，蒜味香浓，消炎杀菌，防痢抗癌，增进食欲，有益健康。茄子为碱性食品，痛风患者常吃还有利尿的作用，所以值得推荐。

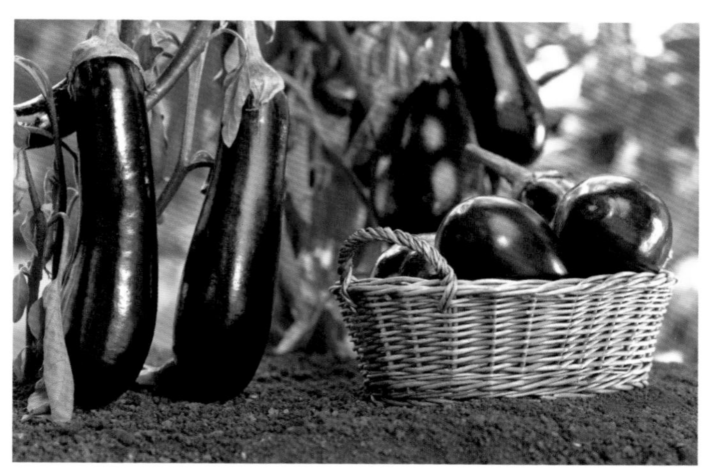

洋葱烧番茄

- 原料：洋葱 1 个、番茄 1 个。
- 配料：番茄酱 30 g、盐 3 g、醋 5 g，白糖 15 g、水淀粉 10 g、鸡精少许。
- 做法：

1. 洋葱去皮，切成滚刀块。番茄洗净，切成块。
2. 洋葱块放入油锅中炸一下，捞出沥油。
3. 把番茄块放在漏勺里，当油烧至八成热时，下油锅炸一下，捞出沥油。
4. 炒锅内留少许底油，放入番茄酱，翻炒至熟后加入少许水、盐、醋、白糖，待汤烧开后放入洋葱和番茄翻炒，用水淀粉勾芡加鸡精即可。

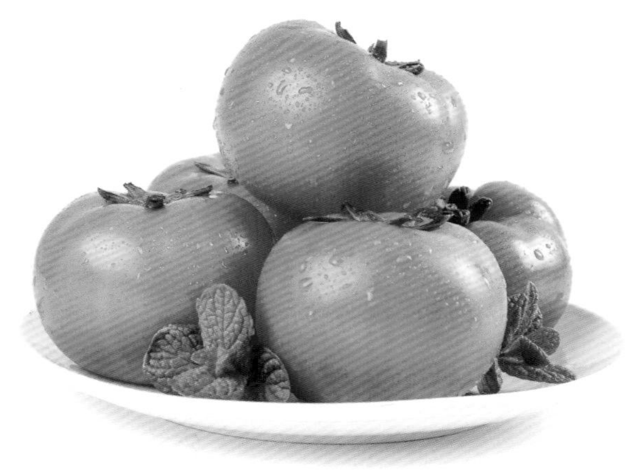

蒜香海带丝

- 主料：海带丝 250 g、香菜 15 g、大蒜 3 瓣。
- 配料：盐 3 g、味精 3 g、酱油 12 g、醋 36 g、糖 12 g、辣椒油 3 g、五香粉 3 g、芝麻适量。
- 制作过程：

1. 海带丝清水洗净、香菜洗净后切段，大蒜切末。
2. 锅内烧水，水开后放入海带丝略焯一下，2~3 min 捞出投入白开水中待用。
3. 蒜末碗内加入所有调味料混合拌匀，海带丝沥净水分码入盘内。
4. 把调好的汁淋到海带丝上，放上香菜即可。

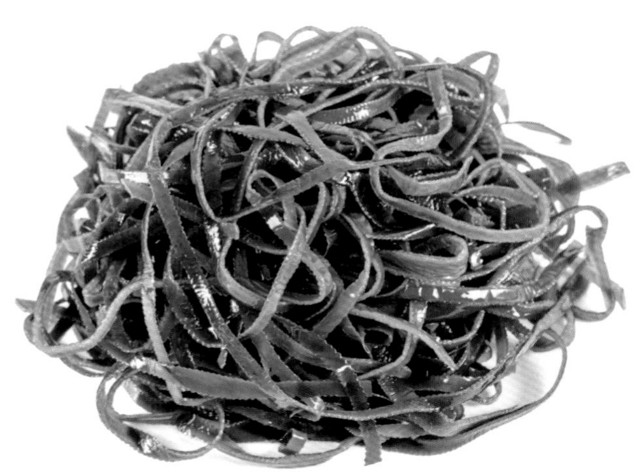

糖炖栗子

- 原料：栗子 50 g、红糖 30 g、水 500 mL。
- 制作方法：

1. 把栗子洗净去皮备用。
2. 铁锅置火上，注水烧开，加入栗子，加入红糖，煮 50 min。待水煮干，糖黏在栗子上时，即可离火上桌食用。

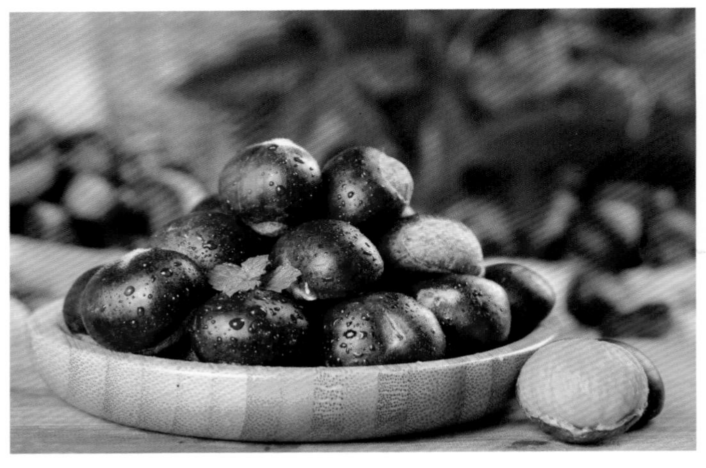

嘌呤含量：中

清炖蔬菜排骨汤

- 原料：猪肋骨10根、萝卜100 g、白菜100 g、水1000 mL。
- 配料：盐、味精、胡椒粉适量，老姜一块。
- 制作方法：

1. 将老姜去皮，洗净切片待用。将萝卜洗净切块待用。将白菜洗净切片待用。
2. 将猪肋骨用沸水焯烫以去除血水，洗去泡沫后捞出。放少许盐、小葱花，用筷子将其搅拌均匀。
3. 在锅里放入清水1000 mL，放入猪肋骨、姜片用小火煮30 min，撇去浮沫。随后下入萝卜块、白菜片，加入高汤，小火慢炖。
4. 待蔬菜、排骨软烂香浓时，放适量盐、味精，撒上胡椒粉少许，装盘即可食用。

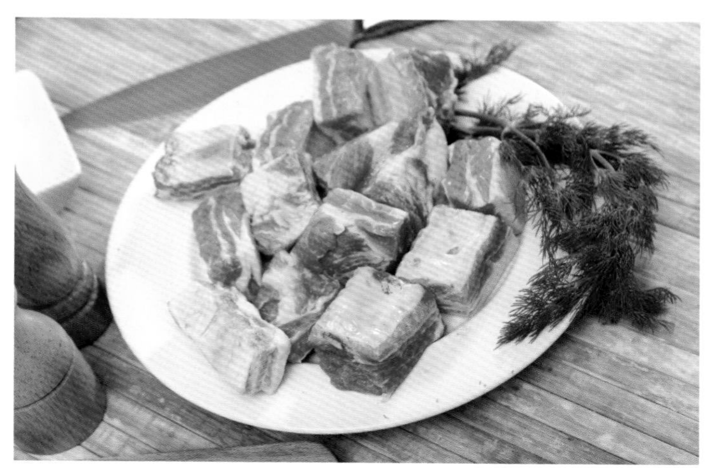

蔬果牛肉片

- 原料：牛里脊 150 g、胡萝卜 20 g、青椒 50 g。
- 配料：白醋、盐、淀粉、生抽各适量。
- 制作方法：

1. 将牛里脊洗净切片，加入淀粉、水、少许生抽拌匀后腌渍备用。
2. 将胡萝卜去皮洗净切片备用。将青椒去籽洗净切块备用。
3. 放少许盐、小葱花，用筷子将其搅拌均匀。
4. 在锅里放入清水 1000 mL，待水滚开后，下入胡萝卜，待水再次滚开后，加入牛肉、青椒，放适量盐、白醋，待所有食物煮熟后，装盘即可食用。

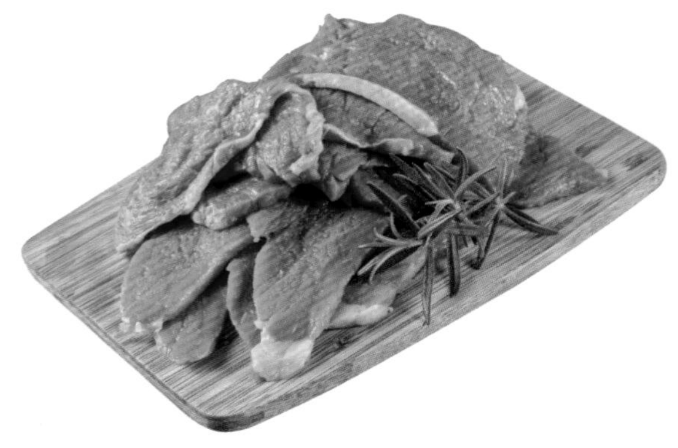

肉丝笋干

- 原料：竹笋干 400 g、猪肉 50 g、蒜瓣 3 颗。
- 配料：盐、味精、生抽、胡椒、生姜、淀粉各适量。
- 制作方法：

1. 热水浸泡笋干，然后将浸泡好的笋干按所需大小撕开。
2. 将猪肉切片放入小碗中，加少许淀粉、生抽拌匀备用。
3. 将蒜压成蒜泥备用。
4. 取锅置火上，注入清水 500 mL，加入发好的竹笋干，放入蒜泥、姜片、味精、盐，煮开后加入腌好的猪肉，煮透后撒上胡椒粉即可出锅食用。

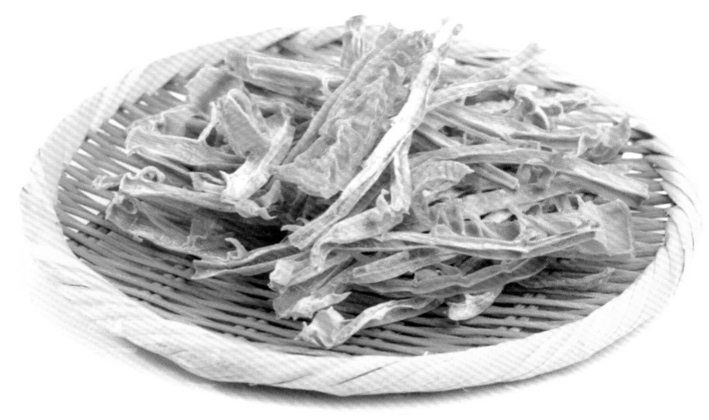

干煎鸡肉

- 原料：鸡腿肉 300 g。
- 配料：盐、辣椒、葱、芝麻、酱油、料酒、味精等适量。
- 制作方法：

1. 将鸡腿肉用料酒、酱油、葱腌渍。
2. 与盐、小葱花、辣椒、味精等调味剂同下锅，用小火煎熟后，撒上芝麻装盘即可。

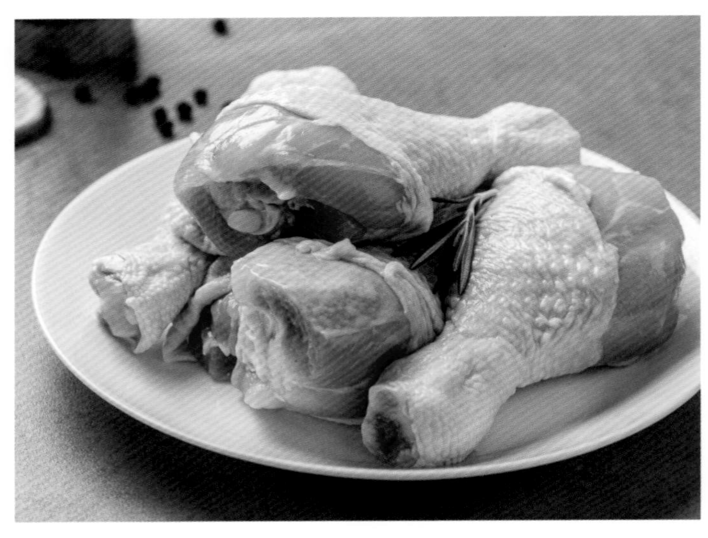

冬瓜炖排骨

- 原料：排骨 500 g，冬瓜 500 g。
- 配料：姜 1 块、大料 1 个，盐、胡椒粉、味精各适量。
- 制作过程：

1. 把排骨斩成小块，洗净沥干水分，冬瓜去皮适当切块，拍姜。
2. 将排骨放在开水锅中烫 5 min，捞出用清水洗净。
3. 将排骨、姜、大料和适量清水，上旺火烧沸，再改用小火炖约 60 min。
4. 放入冬瓜再炖约 20 min，捞出姜块、大料，再加盐、胡椒粉、味精起锅即可。

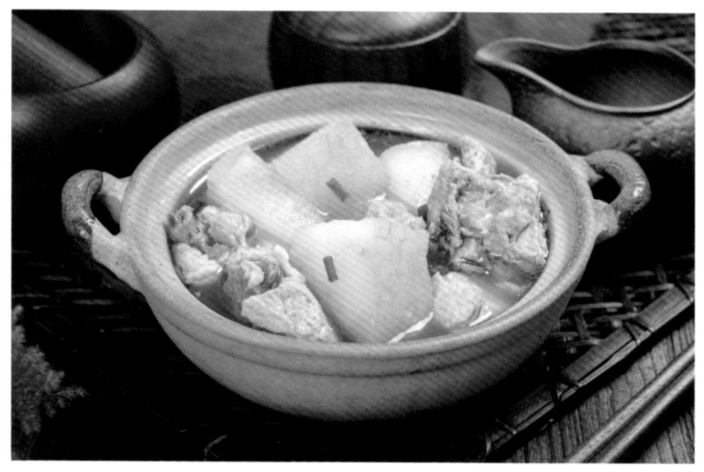

小贴士 冬瓜性凉而味甘，能消热解毒、利尿消肿、止渴除烦，对痰积、痘疮肿痛、口渴不止、烦躁、痔疮便血、脚气浮肿、小便不利、暑热难消等现象有效。

番茄鱼排

- 原料：鲫鱼 120 g、番茄 1 个、蒜瓣 2 颗、鸡蛋 150 g、小麦面粉 20 g、面包屑 50 g。
- 配料：橄榄油、白砂糖、盐、味精各适量 。
- 制作过程：

1. 将鲫鱼收拾干净，去皮去骨，细心挑净鱼刺，用刀将鱼肉斜切成大的薄片。
2. 鱼片加盐、橄榄油拌匀，腌渍 10 min。
3. 将蒜压成蒜泥备用。
4. 油锅放入橄榄油烧至六成热，将准备好的鲫鱼片逐个放入油锅，炸至金黄色时捞出沥油。
5. 在剩下的油中，放入番茄块，加入番茄酱、白糖、醋，再加入少许水，拌匀烧成汁，淋在炸好的鱼排上即成。

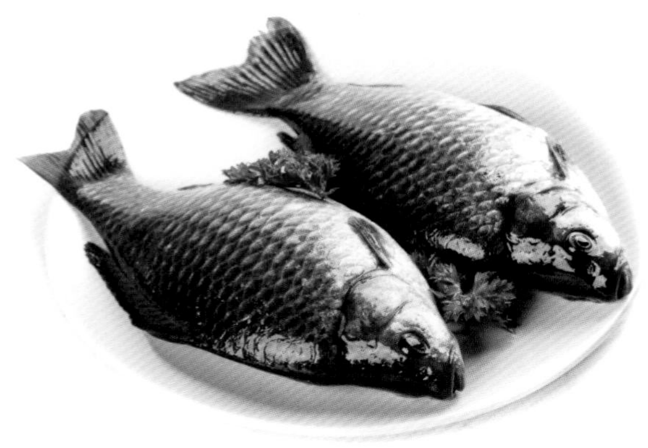

鱼茸豆腐心

- 主料：鱼肉 50 g、南豆腐 2 块、鸡蛋清 30 g、猪肉 50 g、黑木耳 50 g。
- 配料：胡椒粉、淀粉、盐、味精各适量。
- 制作方法：

1. 鱼肉与猪肉洗净，剁成碎末备用。
2. 将黑木耳去渣，洗净后用水泡发后切碎备用，将南豆腐压碎备用。
3. 取一大碗，放入鱼肉泥、猪肉泥，撒入胡椒粉、淀粉、盐、味精，与南豆腐、蛋清充分搅拌均匀后，上锅蒸熟即可食用。

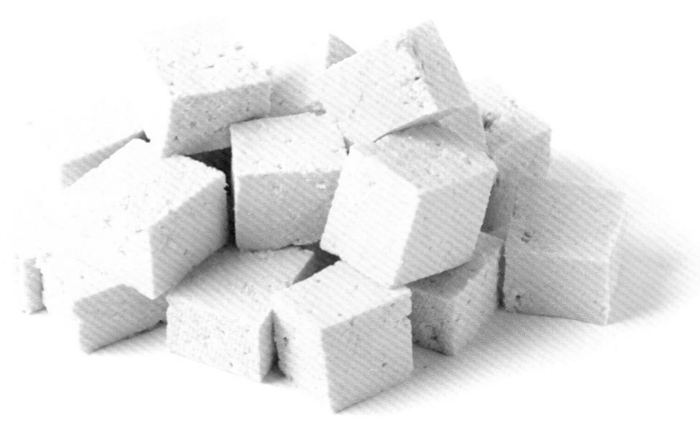

红萝卜煮蘑菇

- 原料：红萝卜 100 g、蘑菇 50 g、西兰花 30 g。
- 配料：色拉油 5 g、盐 5 g、白糖 1 g、高汤适量。
- 制作方法：

1. 红萝卜去皮切成小块，蘑菇切块，将西兰花掰成小朵。
2. 烧锅下油，放入红萝卜、蘑菇翻炒数次，倒入高汤，用中火煮。
3. 待红萝卜块煮烂时，下入西兰花，调入盐、白糖，煮透即可食用。

- 提示：煮此菜时不宜用大火，以中火煮制为佳。

小贴士　红萝卜富含维生素 A 和多种人体必需的氨基酸及十几种酶，对防治高血脂、肥胖症等大有好处。

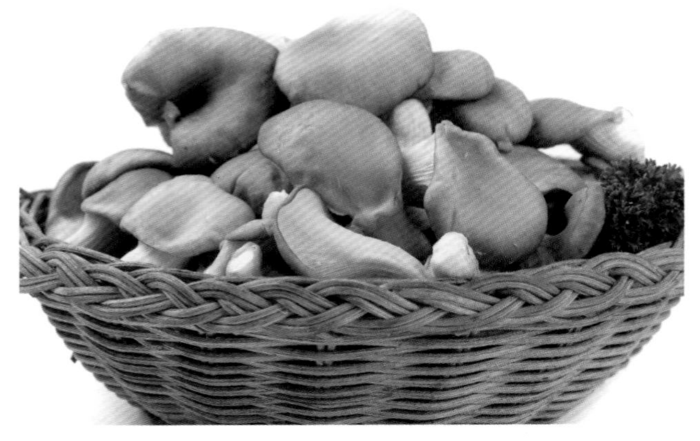

清炖牛肉

- 原料：牛腱肉 500 g、九层塔 20 g、蒜头 1 颗。
- 配料：姜片、辣椒、香菜及调味剂适量。
- 制作方法：

1. 将牛腱肉用开水烫 5 min，去除血水后。
2. 将牛腱肉与姜片同下清水中，煮沸后，加入九层塔煮至八成熟，加入调味剂调好味，煮熟即可。

小贴士 九层塔是一种香料，中国台湾人用它就像我们用葱蒜一样平常。但是在内地，九层塔就换了一个名称——金不换。因为用量少，很少有人种植，所以价格很高，故称“金不换”。

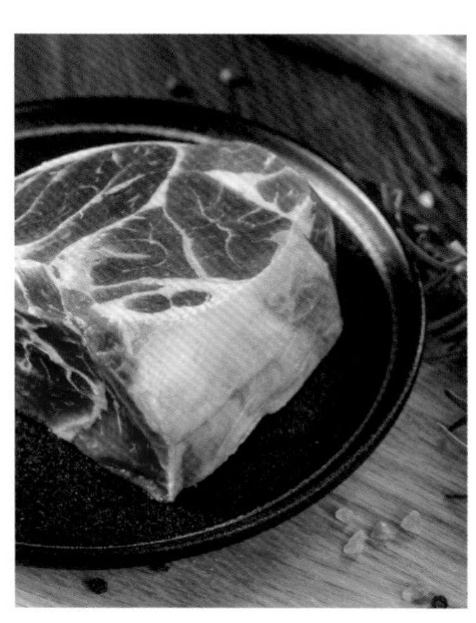

粥类

山药薏米姜汁粥

- 主料：薏米、山药
- 配料：姜、芥兰、盐、高汤精、盐、香油。
- 制作方法：

1. 将薏米洗净后用凉水浸泡 1 h。
2. 生姜切成小片，山药切成块备用。
3. 将原料都放入电压力锅中，加入适量清水，最后放入冰糖、姜片、大米，调到煮粥档便可自动完成。

小贴士　因为薏米的颗粒比较大，最好仔细看一看它整齐不整齐，最好没有碎粒。用手在薏米里搅拌一下，如果手上沾很多粉，就证明这个薏米陈旧。再闻一闻，不能有发霉的味道，这就可以了，这是挑选。浸泡时最好用清水将薏米先冲一下，泡 8 h 以上，让它尽量吸水。煮之前最好放到热水里烫一下，再把它捞出来放到冷水里冷浸，这样能通过物理原理把里边的一些水气带出来，减少它的特殊味道。

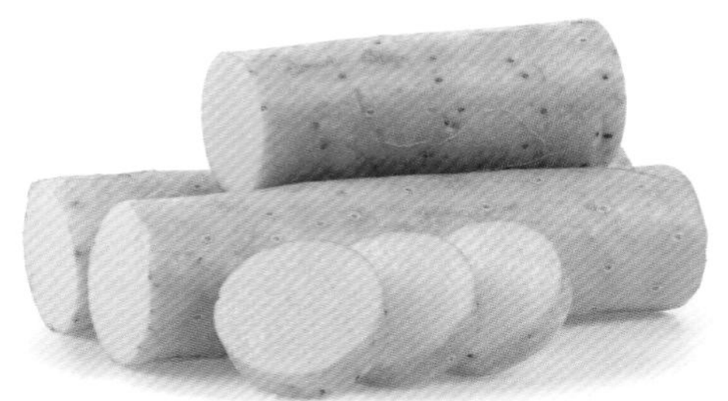

薏米百合粥

- 主料：薏米 30 g、百合 6 g、小苏打粉少许。
- 制作方法：

将薏米、百合放入锅内，加水适量，煮沸后微火煮 1 h 即成。早晚空腹食用。可适量加糖或蜂蜜调味。

小贴士 百合：味甘，微寒，具有润肺止咳，清心安神之功效。现代研究发现，百合除了含有蛋白质、脂肪、淀粉及多种维生素等营养物质外，还含有秋水仙碱。秋水仙碱制剂是临床治疗痛风的特效药，它可通过抑制 C5a 和白细胞三烯 B4 抑制多核白细胞的趋化作用，从而改善关节炎症状。百合所含的秋水仙碱对痛风患者有明显的治疗作用，但其含秋水仙碱量甚微，长期服用才能发挥其治疗功效，而且较制剂更安全，无毒副作用。

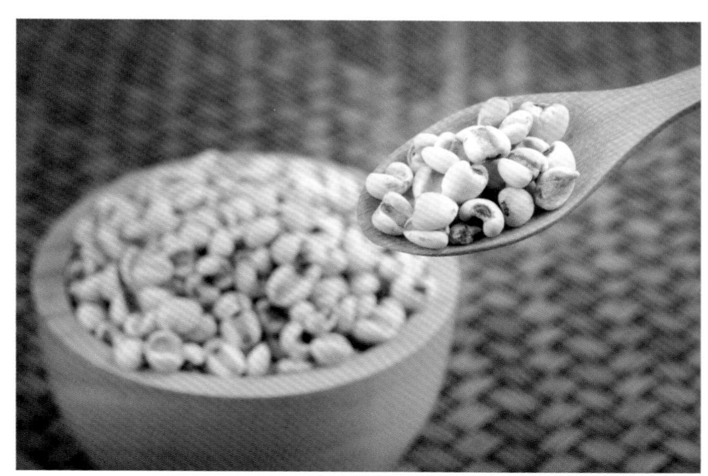

薏米：又名薏苡仁，味甘，淡，微寒，具有利水渗湿、健脾止泻、除痹、清热等功效。《世医得效方》记载：薏苡粥治久风湿痹，补正气，除胸中邪气、和胃肠、消水肿、久服轻身益气。《本草经》说它“主筋急拘挛、不可屈伸、风湿痹”。薏米在食疗中运用较为广泛，常用来作利尿方、清热方、祛风方的主味。用它来治疗痛风，既可以发挥其利尿作用，以排出更多的尿酸，又可以利用其祛风除痹的功效，以改善痛风患者的关节炎的症状。

百合与薏米合用，加入粳米，作为痛风患者的主食，既可以为痛风患者提供必需的热能需求，又能很好地发挥其食疗食养作用，是痛风患者的食疗佳品。

主要参考文献

[1] 中华医学会内分泌学分会 . 中国高尿酸血症与痛风诊疗指南(2019) [J] . 中华内分泌代谢杂志 , 2020, 36 (01): 1-13.

[2] 李林 , 朱小霞 , 戴宇翔 , 等 . 中国高尿酸血症相关疾病诊疗多学科专家共识 [J]. 中华内科杂志 , 2017, 56(03):235-248.

[3] 余学清 , 陈崴 . 中国慢性肾脏病患者合并高尿酸血症诊治专家共识 [J]. 中华肾脏病杂志 , 2017, 33(06):463-469.

[4] 李长贵 . 实用痛风病学 [M]. 北京：人民军医出版社 , 2016.

[5] NEOGI T, JANSEN T L, DALBETH N, et al. 2015 Gout classification criteria: an American College of Rheumatology/European League Against Rheumatism collaborative initiative[J]. Ann Rheum Dis, 2015, 74(10):1789-1798.

[6] ZHU Y, PANDYA B J, CHOI H K. Prevalence of gout and hyperuricemia in the US general population: the National Health and Nutrition Examination Survey 2007-2008[J]. Arthritis & Rheumatism, 2011, 63(10):3136-3141.

[7] FIKRI T, LI P, JUNICHIRO M, et al. Hyperuricemia as a Risk Factor for Atrial Fibrillation Due to Soluble and Crystalized Uric Acid[J]. Circulation Reports, 2019, 1(11):469-473.

[8] WANG D , SUN L , ZHANG G , et al. Increased Susceptibility of Atrial Fibrillation Induced by Hyperuricemia in Rats: Mechanisms and Implications[J]. Cardiovascular Toxicology, 2021, 21(3):192-205.

[9] Fitzgerald J D , Dalbeth N , Mikuls T , et al. 2020 American College

of Rheumatology Guideline for the Management of Gout[J]. Arthritis & Rheumatology, 2020; 72(6):744-760.

[10] BORGHI C, DOMIENIK-KAROWICZ J, TYKARSKI A, et al. Expert consensus for the diagnosis and treatment of patient with hyperuricemia and high cardiovascular risk: 2021 update[J]. Cardiology Journal, 2021, 28(1):1-14.

[11] PASCAL R, MICHAEL D, ELISEO P, et al. 2018 updated European League Against Rheumatism evidence-based recommendations for the diagnosis of gout[J]. Ann Rheum Dis, 2020, 79(1):31-38.